JN026464

日本の包茎

男の体の200年史

澁谷知美
Shibuya Tomomi

筑摩選書

日本の包茎　目次

日本の包茎

男の体の200年史

凡例

資料の引用に際し、次の点に留意した。

一、原文の旧字体は、適宜、新字体に改めた。送り仮名がカタカナのものはひらがなに改めた。長い文には適宜、句読点を補った。難読語には、原文にないふりがなを現代仮名づかいで付し、（　）内に示した。

二、原文の旧仮名づかいは、変体仮名を改めたほかは、原文ママとした。

三、明らかな誤字・誤植は、引用者の判断で改めた。

四、今日の常識に照らして不適切な表現が引用文中にあるが、当時の世相を反映する資料としてそのまま引用した。

五、引用者による補足は〔　〕で、中略は［……］で示した。

序章　なぜ仮性包茎の歴史なのか

多数派なのに恥ずかしい

日本人男性の多くは包茎であることを恥ずかしいと思っている。包茎は、若者向けの性の悩み相談の上位にいつもいる。[1] 主要都市には包茎治療をうたうクリニックがかならずといっていいほどあり、それだけニーズがあることをうかがわせる。「包茎は男として半人前」、「女にモテない」といったフレーズを雑誌やネットで見かけて肝を冷やした。そんな男性の声を聞くこともある。

自身が包茎であるために、修学旅行や社員旅行で集団入浴するのを死ぬほど嫌う人もいる。ある医師は、性器にかんする劣等感をかきたてられる男風呂を「地獄」になぞらえた。[2] 包茎であることを気に病むあまり、うつ病になる者もいるという。[3]

包茎者がマイノリティならば、恥ずかしいと思う気持ちもわからないでもない。しかし、仮性包茎は日本人男性のマジョリティであるといわれる。神奈川県でおこなわれた医学調査では、仮性包茎が約六三%、真性包茎が約二%、露茎が約三五%で、仮性包茎がもっとも多かった。泌尿器科などの患者を対象とした調査であり、[4] この調査結果を日本人男性全体のそれに置きかえることはできないが、そのほかの調査結果もふまえると、さほど隔たった数値とも思われない。

マジョリティなのに恥ずかしい。この日本人男性が持つ恥の感覚をヨーロッパ人に説明しても理解されないことが多い。真性包茎はともかく、仮性包茎は病気ではないからである。その証拠に、海外の医学辞典に仮性包茎に相当する用語は載っていない。載っているのはphimosis、つまり真性包茎に相当する状態だけである。[5]

　アメリカ人なら少しは理解してくれるかもしれない。白人男性の八〇%から九〇%が包皮切除手術を受けているという推計がある。[6]おそらく包茎者はマイノリティである。彼らのほとんどは、生まれた病院で退院前に一律に手術を受ける。

　ただし、「少しは理解してくれるかも」であって「十分理解してくれる」ではないのは、新生児への包皮切除手術に疑問を投げかける見解も根づよいからである。包皮を切除された新生児一〇〇名を対象とした追跡調査では、約半数に外尿道口潰瘍などのトラブルがあったことが明らかになった。[7]また、新生児期に身体にメスを入れられることは精神的なトラウマになるという指摘、[8]包皮切除は不要な手術であり、赤ん坊にほどこすのは倫理的に問題だという指摘もある。[9]短い包皮を気にする男性は、包皮再生グッズを購入し、わざわざ包皮を伸ばそうとしている。[10]子どもへの包皮切除に反対する団体が複数あり、ウェブサイトで啓蒙活動をしたり、街頭でデモをおこなったりしている(図0-1)。[11]こうしたことが積みかさなってか、アメリカやカナダでの新生児の包皮切除は現在、減少傾向にある。[12]

　割礼はユダヤ人やイスラム教徒のあいだで何世紀にもわたって受け継がれている宗教的儀礼だが、アメリカやイギリスでは若い世代が我が子に割礼を受けさせない選択をしつつある。[13]アイスランドでは、宗教的割礼を含む、医療的理由によらない子どもへの包皮切除を禁じる法案が二〇一八年に議会に提出された[14]。

包皮切除の是非をめぐる論争はいまだ継続中であり、宗教的割礼の是非についても着地点は見えていない[15]。しかし、ヨーロッパでは大人も子どもも病気でないかぎり包皮切除をする必要はないというコンセンサスがすでにあり、アメリカでも形成されつつある。そうした潮流のなかで、病気でもマイノリティでもなく、まして宗教的な理由もないのに、仮性包茎を恥ずかしがる日本人男性の感覚はかなり特殊である[16]。

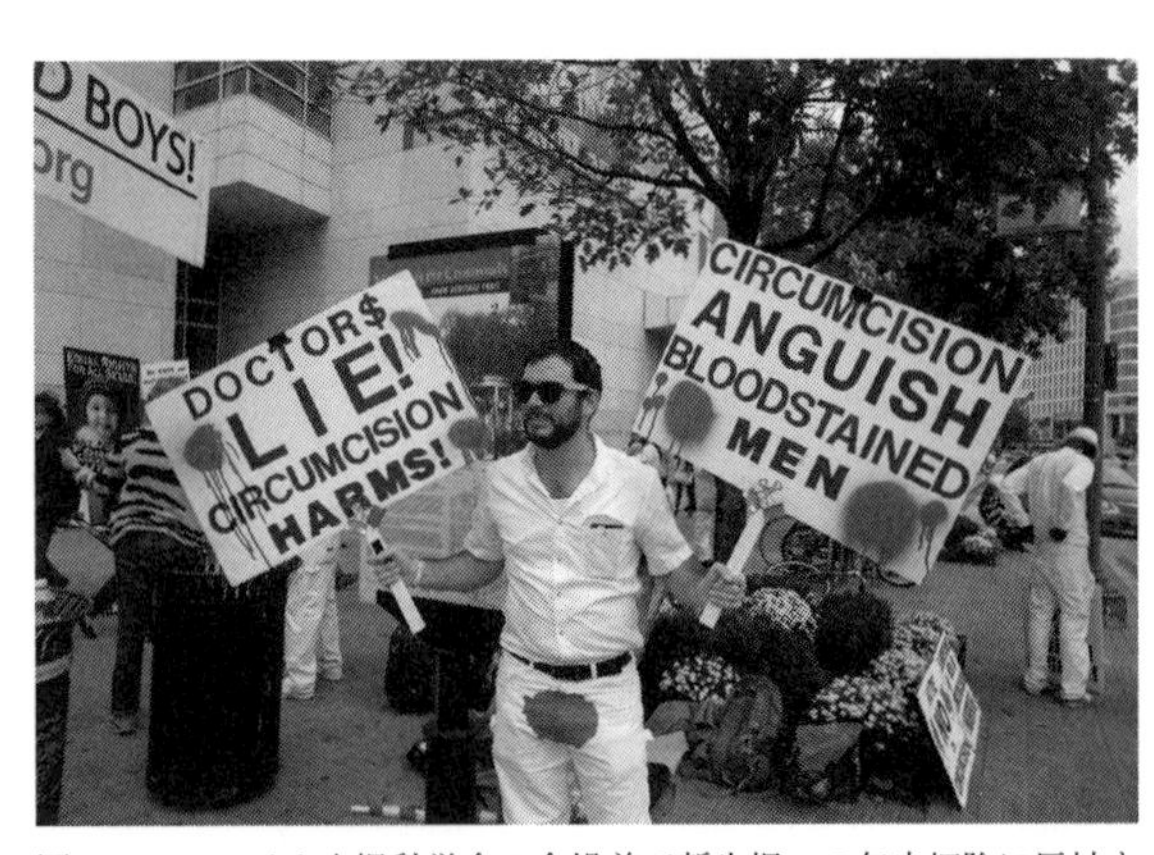

BOYS!
org
DOCTOR$
LIE!
CIRCUMCISION
HARMS!
CIRCUMCISION
ANGUISH
BLOODSTAINED
MEN
図0−1　アメリカ小児科学会の会場前で新生児への包皮切除に反対するデモをする活動家。2015年10月、ワシントンにて（Kurzius, 2015）。

未開拓な「恥の感覚」の歴史

当事者にとっては切実だが部外者にとっては理解しがたい、この恥の感覚。本書はこれにフォーカスする。仮性包茎にたいする日本人男性の恥の感覚は、歴史的にどのようにして形成されたのだろうか。これが本書の問いである。

この問いは、包茎手術ブームを牽引したといわれる美容整形医の高須克弥（たかすかつや）の証言によって部分的には解明されている。二〇〇七年のインタビューで高須は次のように語っている。

> 僕が包茎ビジネスを始めるまでは日本人は包茎に興味がなかった。僕、ドイツに留学してたこともあってユダヤ人の友人が多いんだけど、みんな割礼してるのね。ユダヤ教徒もキリスト教徒も。ってことは、日本人は割礼してないわけだから、日本人口の半分、5千万人が割礼すれば、これはビッグマーケットになると思ってね。雑誌の記事で女のコに「包茎の男って不潔で早くてダサい！」「包茎治さなきゃ、私たちは相手にしないよ！」って言わせて土壌を作ったんですよ。昭和55年当時、手術代金が15万円でね。［……］まるで「義務教育を受けてなければ国民ではない」みたいなね。そういった常識を捏造できたのも幸せだなあって（笑）[17]。

この証言で明らかになっているのは、包茎手術ブームが美容整形医によって意図的に作られた「ビジネス」であったということである。事実、一九八〇・九〇年代の青年誌や中高年向けの雑誌には美容整形医が手術をすすめる記事や広告があふれていた。また、「女のコ」による包茎批判を手術のプロモーションに用いたとの高須の証言は、当時の資料と合致する。この証言からは、美容整形医が自己のビジネスのために包茎を恥ずかしいものにし、一般の男たちを手術へと向かわせた、というストーリーを描くことができる。

だが、高須の証言によって解明されているのは包茎の歴史の一部分にとどまるうえ、かならずしも正確ではない。たとえば、「僕が包茎ビジネスを始めるまでは日本人は包茎に興味がなかった」というのはいい過ぎである。のちに述べるが、病気治療ではない、ペニスの美容整形を目的の一部とするような包茎手術はすでに一八八〇年代に存在した。

そして、一九八〇年以降の「女のコ」の包茎批判だけが包茎を恥ずかしいものにしたわけではない。これものちに述べるが、男たちが包茎男性を差別することは多々あった。そもそも、「女のコ」の辛辣な包茎批判を雑誌にあえて載せたのは雑誌編集部の男たちだった。

だいたい、一九八〇年に高須やそのほかの美容整形医がいっせいにキャンペーンをはりだしたからといって、包茎を恥ずかしいと思う価値観がすぐに広まるものだろうか。そこには広まるだけの土壌がすでにあったから、手術がブームになったのではないだろうか。

そこで、一個人の証言に頼ることなく、歴史的な資料にもとづいて、仮性包茎にたいする恥の感覚が発生した経緯を探りたい。

ただし、「歴史的にどのようにして恥の感覚が形成されたのか」というだけでは漠然としすぎて問いとして扱いにくい。手はじめに、以下の仮説が肯定されるか、否定されるかを検証しながら話を進めることとしたい。

仮説① 仮性包茎にたいする恥の感覚は、美容整形医によって集客のために捏造（ねつぞう）された。
仮説② 仮性包茎という概念は、美容整形医によって集客のために捏造された。

仮説①の背景について説明する。高須の証言からは、美容整形医が自己のビジネスのために包茎を恥ずかしいものにしたというストーリーを描くことができる。そこで、彼らによって恥の観念が意図的に作り出された（捏造された）のだと考え、この仮説を設定した。

仮説②は、仮性包茎は病気ではないのに手術の対象となっている現状に照らして設定した。真性包茎は、尿が出にくい、勃起（ぼっき）時に痛みがある、炎症を繰りかえすなどのはっきりとした不具合をともなう傾向がある。それにたいして、仮性包茎の場合、清潔にしさえすれば、身体的なトラブルはほぼない。しかし、「仮性包茎」という名称は「包茎」の語を含むために、名ざされた状態に「病気感」を付与する。仮性包茎と自己診断した人びとは病院へと向かうかもしれない。この概念についても、美容整形医が自己のビジネスのために作り出したというストーリーを描くことができる。そこで、仮説②を設定した。

仮性包茎の歴史は、十分に解明されていない。過去に日本で包茎がどのような扱いを受けてきたのかをごく簡単に論じた論考はあるし、現代日本人の包茎観をまとめた研究もある。むやみに包茎手術をすることの危険性を医師が解説した本もあって、多くの男性を無用の心配から救ってきた。[18]だが、病気でもマイノリティでもない仮性包茎がいつ、どのようにして恥になったのか、という疑問に答える歴史研究は見当たらない。

本書はその空白を埋めようとするものである。いったいこんな研究をしてなんになるのか、という疑問を持つ読者もいるかもしれない。目的は二つある。
ひとつは、男性が自分の身体について自己肯定感を持てるようになる材料を提供することである。亀頭が露出した大きなペニスにあこがれる男性は多いが、それは本心なのだろうか。「ありのままの自分でよい」。そんな自己肯定感を持つことができれば、それがベストなのではないだろうか。

ゆるぎない自己肯定感を持つためにはどうしたらよいか。包茎は恥ずかしいとかカッコ悪いという価値観がどこから来て、どのようなロジックのもとに成立しているのかを知るのはひとつの方法である。そのことで、いたずらに包茎を恥ずかしいものに仕立て上げた人びとの手の内を理解できれば、あるいは自分の不安のよって立つところを分析できれば、むやみに自分の身体を卑下する必要もなくなる。

もうひとつ、男性間の支配関係がジェンダー不平等にどのように関わるのか、その一般理論を抽出する、という目的もある。

男性間の支配関係とは、ここでは、医師と患者（潜在的な患者も含む）のあいだの関係性をいう。包茎ビジネスとは、ありていにいえば、男の美容整形医らが男の客を甘言でたぶらかして成立するものである。知識と権威という「財」が非対称に配分された関係性において、片方が片方を意のままに動かし、動かされる時、そこには支配―被支配関係があるといえる。

しかし、男性間の支配関係を描き出すだけでは不十分だ。近年、「男性とはこういうもの」と、男性性の特質や男性が置かれた境遇ばかりを描き出し、それがジェンダー不平等にどう関与するのかを問わない男性学にたいして批判の声が出ている。[19] そのような分析からは、ジェンダー不平等を温存しつつの男性解放（男性だけのひとり勝ち）という処方箋しか出てこないからである。[20]「男性間の支配関係はこうなっている」という説明に終わる分析もまた、同じ批判を浴びることだろう。あらゆるところにジェンダーが偏在する社会で、とりわけ包茎という性がかかわる事象をめぐって、男性間の支配関係の影響が男性間にのみとどまるとは考えにくい。これがジェンダー不平等に影響を与えるのか与えないのか、与えるとすればどのように影響を与えるのかを考察したい。

なお、本書では、子どもの包茎は取り上げない。問題の位相がまったく異なるからである。青少年以上の包茎の問題が、当事者である男性の意識やそれを形成するセックスメディアの問題であるのにたいし、子どもの包茎の問題は、母親役割や夫婦関係、育児メディアの問題である。また、本書ではヘテロ男性向けの本や雑誌を対象に分析をおこなっている。ゲイ男性向けの資料を分析すれば、また違った歴史が描かれるだろう。[21]

宗教的割礼や、海外の一部の部族でおこなわれている通過儀礼的な割礼についても取り上げない。日本における包皮切除の多くは、病気治療／予防にせよ、美容整形にせよ、医療的措置としておこなわれるのであり、宗教的／儀礼的割礼とは意味合いがまるで違う。本書で割礼の事例が出てくるとすれば、それは、本書が対象とする資料が取り上げた時である。[22]

「包茎」を定義する

研究上の手続きについて説明する。関心のない読者は、ここは読み飛ばして第1章に移られたい。

まず、用語の定義をしておく。このようにいったとたん、「歴史研究にとって言葉の定義は無用である。言葉の意味内容は時代によって移り変わるものであり、その変遷そのものが研究対象となるから」という批判が出てくるかもしれない。それはもっともなのだが、現代における最大公約数的な意味を確認するために定義をしておきたい。そうでなければ、同じ用語について、現代と過去との違いを比較することもできない。

包茎……平常時、亀頭部が包皮におおわれている状態、とゆるやかに定義しておく。本書でとくに断りなく「包茎」といった場合、仮性包茎と真性包茎の総称である。わけても戦前期は「包茎」といった場合、真性包茎のみを意味することがあるので、この点は注意されたい。総称として使っているのか、真性包茎の意味で使っているのかは、文脈から判断できるようにする。

仮性包茎……日本の医学辞典にならって、「通常は包茎の状態であるが、用手的に包皮を反転すると、亀頭が露出可能なもの」とする。[23]「用手的に」とは手を使っての意、「反転する」とは包皮を剝く意である。亀頭がどの程度、露出可能なのかは問わない。なお、仮性包茎は医学用語ではなく、保険適用のために便宜的に決めた概念にすぎないという泌尿器科医の指摘がある。[24] 医学辞典に載っている言葉イコール医学用語ではない。

真性包茎……真性包茎は「包皮先端が狭小で外尿道口が不明であり、かつ包皮を反転することができないもの」と医学辞典で説明されている。[25] 本書では、手を使っても亀頭を露出することができないもの、と大まかに定義しておく。[26]

包茎病院/クリニック、包茎医、包茎言説……包茎手術を主におこなう、あるいはそのようにアピールしている病院や医者のことを包茎病院/クリニック、包茎医と呼ぶ。本書で便宜的に使われる言葉であり、内科や外科のように包茎科という標榜科（診療科名として広告可能なもの）が存在するわけではない。包茎言説とは、包茎にまつわる言説全般のことをいう。これも本書が便宜的に用いる言葉である。

美容整形医……美容整形外科の医師をいう。包茎医は美容整形外科医であることが多い。

性の史的言説分析とは？

本書は、性の史的言説分析に位置づけられる。この分野の研究者は、過去の言説の資料に当たりながら、性をめぐる価値観の推移、性にまつわる特定の状態や行為が正常とされたり異常とされたりする時に用いられるロジックの変遷などをたどる。

この分野では、述べられていることをかならずしも「事実」とは見なさない。「異常性格者には包茎が多い」という主張があるからといって、その内容を「事実」として真に受けることはない。そうではなく、そのような言説が特定の時代にあった、時代ごとに増えた、減った、包茎に特定の意味づけをした、というメタレベルの「事実」に注目する（なお、この主張は第2章に登場する）。

とはいえ、この原則から外れることも多々ある。冒頭に掲げた「仮性包茎者は約六三％」などの言説は、これが導き出された手続きの正当性なども吟味したうえで「事実」として受け取る。

要するに、言説のメタ分析を主たる目的とするのが言説分析である。言説分析にもいろいろあり、反論も予想されるが、さしあたり本書ではこのような視点で分析を進めていく。

本書では大別して三つのジャンルの文献に当たった。第一に、江戸期に書かれた医学書や春本である。第二に、一八七〇年代から一九六〇年代のあいだに刊行された医学論文、一般向けの性の指南書（開化セクソロジー、通俗性欲学と呼ばれるジャンルを含む）である。これらは、先行研究で言及されているものを総当たりしたり、同時代の文献を芋づる式にたどったりして収集した。また、国立国会図書館デジタルコレクションのサイトで「包茎」をキーワードに検索してヒットしたものも扱っている。

第三に、一九七〇年代以降の雑誌記事である。『大宅壮一文庫索引目録』の「男の性の悩み」に列挙されているもの、同文庫のデータベースで「包茎」の検索語でヒットするものが含まれる。『週刊プレイボーイ』『スコラ』などの青年誌と、『アサヒ芸能』『週刊大衆』などの中高年向けの雑誌が多くを占める。一九八〇・九〇年代の青年のセックス観に影響を与えたといわれる『ホットドッグ・プレス』『ポパイ』は同文庫の目録化の対象になっていなかったので、創刊号から閲覧し、手作業で包茎にまつわる記事を抽出した。[27]

次章以下の構成は次のようになっている。第1章では、一八九〇年代から敗戦をむかえる一九四五年までの資料を用いながら仮説①②を検証し、仮性包茎にたいする恥の感覚と仮性包茎概念の成立過程を追った。第2章では、一九六〇年代の性器整形ブームについて調査し、現在の包茎ビジネスの土台が準備される様子を描いた。第3章では一九七〇年代以降の青年誌において、第4章では中高年向け雑誌において、それぞれ、どのような言説によって包茎が「恥」とされ、包茎手術がプロモーションされたのかを検討している。終章では、包茎手術ブームの終息を描いたうえで、男性間支配とジェンダー不平等の関連性や、男性身体の解放について考察した。

多数派なのに恥ずかしい。仮性包茎をめぐる感覚の歴史をたどる作業を、はじめたい。

第1章
恥と包茎――一九四〇年代半ばまで

1　恥の感覚

包皮をたくし上げる男たち

まずは、仮説①「仮性包茎にたいする恥の感覚は、美容整形医によって集客のために捏造された」について検討しよう。結論からいうと、この仮説は否定された。日本の男たちは、美容整形医がうんぬんするはるか以前から、仮性包茎に相当する状態を恥だと思っていた。

このあたりの事情を明らかにするために、まずは、とある身体検査の話からはじめたい。日本が第二次世界大戦で負けるまで、男なら一生に一回は受けさせられた身体検査がある。医師の前で全裸になり、ペニスや睾丸の状態を調べられる検査である。包皮を剝いて、包茎であるかどうか、性病でないかどうかも確認される。これをM検といった。Mara（魔羅。ペニスの意）の検査だからM検である。徴兵検査や軍隊入営後の定期検査をはじめ、入学試験や就職試験でもおこなわれた（図1-1）。

このM検があったおかげで、戦前期の日本人男性のペニスにまつわるデータが豊富にある。[1]そのうち、もっとも古いものを掲載したのが、解剖学の権威・足立文太郎博士が一八九九年に発表した論文である。広島の歩兵四八五人を対象に長澤康人軍医がとったデータをもとに、日本人の包茎について論じている。

このうち、現在の用語でいうところの真性包茎に相当する「包茎」は約〇・八％（四人）いた。一方、ふだんは亀頭に皮がかぶっているが、手を使えば亀頭を出すことができる人のうち包茎をのぞく人——仮性包茎に相当する状態と考えられる——は約二八％（一三七人）いた。もっとも多かったのは、ふだんから亀頭が全露出している人で、約七一％（三四四人）だった。

足立はこの数値を「真の統計」とは見なさなかった。皮被りの数はもっと多いはず、と足立は考えた。皮被りとは現代でいう仮性包茎と真性包茎に相当する状態の総称である。足立が回想するのは、かつて亀頭を全露出している人に自分がたずねた時のことだった。彼らの多くは、もともと包皮が亀頭をおおう皮被りであったが、包皮をたくし上げて亀頭冠（きとうかん）にひっかけ、あたかも皮

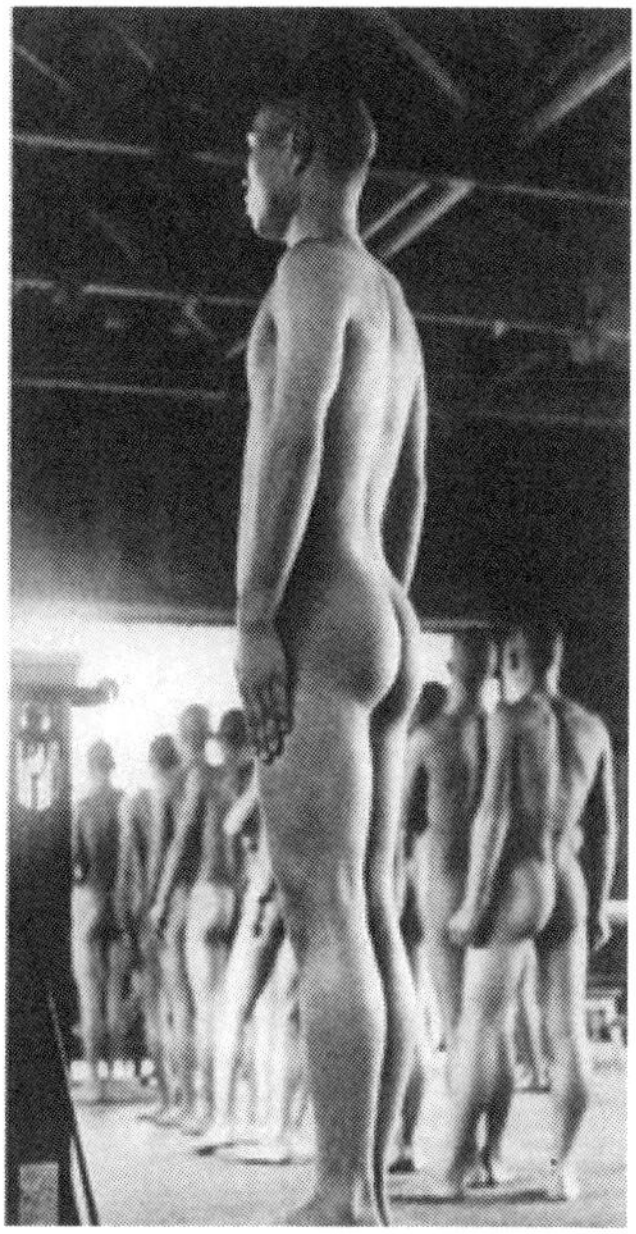

図1－1　1941年の徴兵検査の様子。内閣情報局『写真週報』1941年1月22日号、6頁

被りでないかのように見せていたのだった。

広島歩兵の場合も同じだった。全露出者三四四人のうち三一七人には亀頭をおおえるほどの包皮がある。彼らにたいして長澤にたずねてもらったところ、一〇人中七、八人が同様のことを答えた。つまり、皮被りはもっと多い。全体の約二八%どころか、およそ七〇から八〇%が皮被りだった。皮被りはもっと多いはず、という足立のカンは当たっていた。

日本人には皮被りが少ないといわれるが、それは見せかけにすぎないという足立の議論は、ひじょうに画期的なものだった。足立論文の発表以前、東洋人と西洋人とで解剖学的な違いはないはずなのに、日本人の包皮が短いのはなぜか、という問いを立てた医師がいた。彼が出した答えは、西洋人にくらべて日本人の入浴頻度が高いから、というものだった。入浴のたびに包皮口を洗うので、包皮が後退したのだという。[2]だが、実証的なデータが示されているわけでもなく、とうてい信用できる説ではない。

足立流にこの問いに答えるならば、日本人の包皮が短いのではなく、細工によって短く見せているだけ、ということになる。こちらのほうが説得力がある。以後、足立論文は後続する包茎研究でたびたび参照されるようになる。

皮被りの者がこっそり皮をたくし上げる行為を、足立は「秘密療法」と呼んだ。足立の問いは、なぜ彼らがこうした秘密療法をおこなうのか、におよぶ。足立が導き出した答えは、「皮被りを恥と思っているから」だった。[3]

では、彼らが皮被りを恥じる理由は何だろうか。足立が挙げる理由の第一は、皮被りは一般的な状態ではないと人びとが「誤認」しているから、というものである。皮被りは包茎（現代でいう真性包茎に相当するもの）に似ている。包茎と同一視されるのをおそれて、皮被りの人びとは包皮をたくし上げて亀頭を露出する。その結果、あたかもすべての人が露茎であるかのような事態が出現する。そして、「大人の陰茎はふつう、亀頭が全部露出しているものだ」という誤認が生まれる。本当はそうではないにもかかわらず。

第二に、皮被りは包茎と外見がよく似ており、両方とも「皮被り」と呼ばれるからである。それが皮被りの恥ずかしさを支えているという。[4]

では、なぜ包茎であると恥ずかしいのか……という玉ねぎの皮むきのような問いが延々とつづくことになるわけだが、そこは明らかになっていない。「包茎は恥ずかしいから恥ずかしい」以上のことは説明されていない。恥の感覚の存在は指摘するが、その内実が不明なのは他の医師の説明も同じで、[5]皆までいわなくても、なんとなく了解されるものだったのだろう。包茎はとにかく恥ずかしく、それに似た皮被りもまた恥ずかしい。市井の男たちによってなんとなく了解され、受け継がれてきたこの恥の感覚を、本書は「土着の恥ずかしさ」と名づけたい。

包茎にたいする恥の感覚や嫌悪は、それ以降も消えることはなかった。一九二三年の新聞には、包茎手術の失敗を苦にして自殺した一四歳の記事が掲載されている。他殺の疑いでも捜査がなされたが、包茎を悲観して手術をしたものの治らなかったので、吾嬬町（あづままち）の川に身を投げたと警察では判断された。死人に口なしで真相はわからずじまいだが、死因について上記のような解釈が成り立つくらいには、包茎にたいする嫌悪というものは了解可能なものだった。

一九三三年の医学エッセイは、包皮が亀頭の一部をおおっている状態を嫌う風潮が東京にあると指摘している。とくに下町方面の商店や工場で働く者に顕著だという。ここでは、小学生のうち、どれくらいが亀頭を露出しているかを調べた統計が引用されている。本郷の児童には少なく、本所と深川の児童に多かったこと、勤め人の子どもに少なく、労働者の子どもに多かったことが明らかになっている。本郷といえば文教地区であり、本所と深川といえば下町である。下町の労働者階級には、子どもですら包茎を嫌う風潮があったことになる。ちなみに投身自殺した少年も、葛西（かさい）の労働者階級だった。[6]

一九三五年の新聞の健康相談欄では、入営を前にした青年が、包茎は「恥づべき病気」かどうかをたずねている。回答は「恥づべき病気」ではないというものだが、[7]包茎の者が恥をおぼえなければならない風潮があったことをうかがわせる質疑である。

包茎者の恥ずかしさが取りざたされる一方で、露茎者の優越感への言及もある。ある軍医は、人びとが皮被りに「羞恥」をおぼえているとまでは思わないと前置きしたうえで、亀頭の完全露出に「優越感」を抱くような風習があるのをしばしば耳にすると、一九四二年に証言している。[8]

恥の感覚を利用した包茎者への暴力もあった。「来年度徴兵検査を受けるものですが、未だにかはかむりで困つてゐます。どうしたら癒（なお）るでせうか。このまゝ検査を受けてもいゝものでせうか」という相談が一九三九年の『読売新聞』健康相談欄に寄せられている。皮被りの人が徴兵検査を受けたからといってなんらさしつかえない、というのが回答だが、[9] しかし、それは包茎の者が検査で凌辱（りょうじょく）を受けずにすむことをかならずしも意味しなかった。

たとえば、作家の外村繁（とのむらしげる）は、自身の体験をもとにしたとされる作品のなかで、次のような徴兵検査の予備検査のシーンを描いている。一九二〇年代はじめごろのことと考えられる。第一声は検査医の言葉である。

「ひどい包茎だね」

私はズボン下を引き上げ、診察台の上に起き上つて、聞き返す。

「ええ?」

「つまり皮かむりやね。ちょいとした手術ですむが、まあ、嫁はんでももろたら直るやろ」

看護婦が笑ひを殺して、顔を背ける。医者や看護婦の態度を、私は非礼だと思ふ。しかし私は彼等の前に自分の性器を曝したばかりでない。自分の性器の異常まで知られてしまつたのである。むしろ私は強い屈辱感を抱いて、この医院を去るより他はなかつた。[10]

包茎であることを看護婦の目前で医師から告げられたのみならず笑われて、主人公は「強い屈辱感」を感じることになった。医師は意図していないかもしれないが、包茎検査を介しての凌辱がおこなわれたことになる。

小学校の校舎を借りて実施された国民徴用令にもとづく身体検査では、意地悪な検査官が、検査の順番を待つ若者の股間をいじり、「お前、包茎か」とバカにすることもあった。その様子を窓にかじりついて子どもたちが見ていたという。[11]

海軍の定期検査でのM検を経験したある男性は、彼の包茎を見て大笑いしただけでなく、周囲に聞こえるようにわざと「ホーケー」と声を張り上げた医師の様子を書きとめている。[12]

やはり海軍で青年期を過ごした作家の笹岡作治は、海兵団入隊時のM検で、青年が無理やり勃起させられる風景を描いている。

> 『次!』一歩前進。姓名申告。『声が小さい』そしてやりなおし。ありったけの声をふりしぼる。『何だ、何だ、おまえのはしなびてるじゃないか。日本男子なら、しっかり立てろ。ほれ、ほれ』片手で睾丸を軽くゆすりながら、薄皮をさする。若者は真赤になる。『まだ、まだ、駄目だ。おチンチンのさきが出てこんぞ。それとも、おまえ包茎か』後続の若者たちのなかには、そっとペニスにふれるものもある。[13]

強制的に勃起させられるのは、亀頭を出すためである。亀頭が出てこないと「おまえ包茎か」となじられる。人権もなにもあったものではない。

海軍の定期検査では即席の「包茎手術」がおこなわれることもあった。二人がかりで強引にめくられるのである。海軍では亀頭が出ることを「日の丸があがった」といっていた。[14] 徴兵検査でも、その場で無理に剝かれることがあった。[15]

本物の包茎手術が軍隊でおこなわれる時は、麻酔が使われない場合があったようだ。若い兵士が、痛みに耐えかねて悲鳴を上げていたという。[16]

兵士に接することが多かったある医師は、手術前の患者の裸体から立ちのぼる「卑屈的な男らしからざる羞恥心」が、手術後にすっかり解消される現象について書きとめている。[17] それはそうだろう、という気がする。凌辱から解放される安心感が、患者の雰囲気を変えたのだ。

人前で「ホーケー」と叫んだり、「おまえ包茎か」といわれたりすることが凌辱になるのは、タテマエとは違って包茎が「恥づべき病気」であったからにほかならない。年上の男たちはそのことを知ったうえで、若者のペニスをいたぶり、彼らを精神的に支配したのだった。

包茎商売

包茎にたいする恥の感覚があれば、それにつけこむ商売もあった。その歴史は古い。病症の治療だけが目的ではない、ペニスの見てくれをよくすることも目的とする包茎手術の広告を、早くも一八八〇年代に見つけることができる。

一八八三年の『読売新聞』に、今井眞齋という浅草の医師が包茎を治療する旨の広告を出している。「包茎」には「かはかふり」とルビがふられているから、現代でいう仮性包茎に相当する症状をも対象にしている。

小便が出にくいなどの症状を治療すると宣伝しているが、この手術は美容整形も兼ねている。というのも、「男根」が小さくても人並みに、または大きく、好みのサイズにできる、と請け合っているからである。今井による包茎手術の目的が、たんに病症の解消だけにあるわけでないことは一目瞭然である。

今井の医院は広報に熱心で、三カ月弱のあいだに三回、広告を出している。それぞれバリエーションが異なり、うち一回は有名投書家による自院を賞賛する投書のかたちをとっている。そこには、手術で道鏡なみの巨根になれるとほのめかす言葉、あまりにペニスが大きくなってかえって困ることがないように、という意味の冗談めかした警句が散りばめられている。

二〇世紀に入っても同様の商売は健在で、上野の生司院は、「包茎者は梅毒りん病の悪毒を感染し易し」と、包茎者がかかりやすい病気の予防をうたいつつ、しっかりと「成形手術」も受けられることをアピールしている。

神田の回春堂も、包茎の「整形手術」が受けられる旨、広告している。「診察無料」とあるのは、現代の包茎病院の広告の「カウンセリング無料」と同じ意味かもしれない。相談だけは無料だが、実際に治療するとなると、オプション費用も込みで高額な手術費を請求する包茎病院のビジネスモデルが一九九〇年代になって問題になったが、同様のものがすでにこの時代にあった可能性がある。

一九二六年には、包茎整形外科を専門とするクリニックの広告を確認できる。浅草橋の中央医院である。同じ年に生司院、神田の花王医院も、「包皮整形」、「包茎整形」の文言の入った広告を出している（図1－2）。一九二〇年代半ばには、美容整形としての包茎手術が医療ビジネスの「商品」になりつつあったことがうかがえる。

これらの広告は、「梅毒」や「淋病」の文字に「包皮」や「包茎」をそえている。ほんの少し皮がかぶっているだけのものを「包茎」と見なし、それが性病に感染する唯一の原因のように語

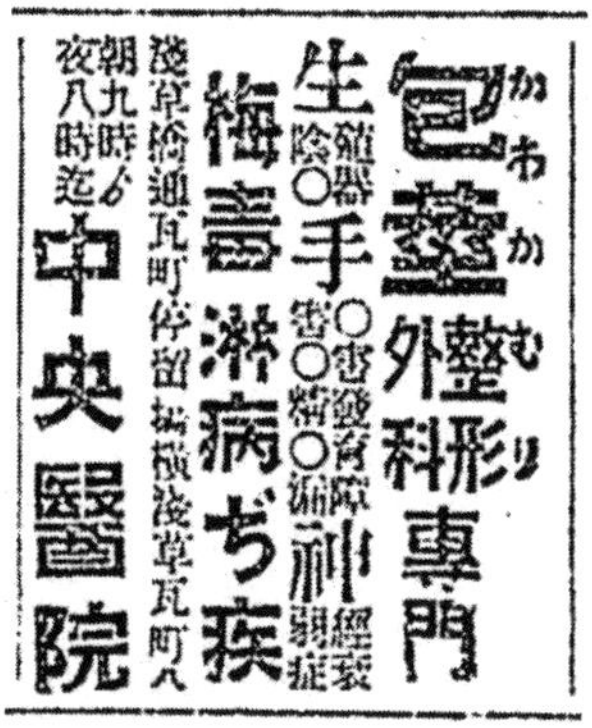

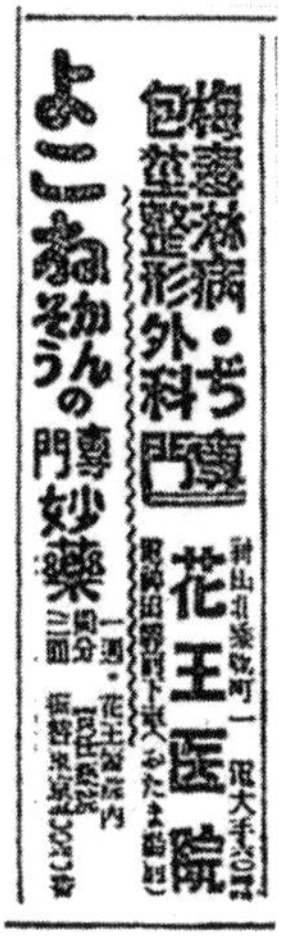

図1－2（上図）中央医院広告。『朝日新聞』夕刊、1926年1月8日、4面より。（下図）花王医院広告。同朝刊、1926年2月17日、5面より。それぞれ「包茎整形外科」の文字が見える。

って包茎手術をすすめ、人びとに誤った考えをうえつける医師がいる、と医師が苦言を呈しているが、これらの広告を出す商業主義的な医師のことを指しているように思われなくもない。[18]

包茎治療器の販売もまた包茎商売のひとつである。一九二〇年の文献に、「手島式（てじましき）の包茎自然自療器」なるものへの言及がある。著者は他社の器具と比較したうえでこれをすすめている。複数の会社から販売されるというのだから、包茎治療器は人気があったのだろう。

包茎治療器の広告を一九一五年の新聞に見つけることができる。新療法研究所による「専売特許　包皮自然治療器」のそれで、「皮かむり」は「自分で安全に治療し得る」と書いてある。『読売新聞』にはこの製品や後継モデルの広告が多数出ている。広告を出せば、売れたのだろう。

一九三〇年代になると、ライバル製品が登場する。三光社のアンクルである。その広告には、大きなフォントで「女性の呪（のろい）を聞け」と、その次に大きなフォントで「包茎者よ・亀頭柔弱者よ・其害悪を知れ!!　近代の女性は著しく性生活の平等性を要求する」と書いてある（図1-3）。[19]

男だけが先にイってはいけない。女性にも等しく快楽を感じさせなければならない。そのためには包茎であってはならない、ということだろう。現代では否定する説もあるが、当時、包茎者は早漏であると考えられていた。この広告から受け取れるのは、「女に迷惑をかけるから、あるいは男の沽券（こけん）にかかわるから、包茎を治療すべき」というメッセージだ。

先行していた新療法研究所も、負けじと広告を出稿している。以前よりも大きなスペースを使って、包茎安全自療器をもってすれば包茎にともなう各種病気が治るのみならず、「人も知らぬ間に速やかに立派に成形する」と述べる。[20]「人も知らぬ間に」というところがポイントである。「包茎は恥ずかしい」という価値観が存在するからこその売り文句である。

やがて広告は、性にかんする読み物とともに商品を売りこむ、より訴求力の高いスタイルに変わっていく。「生殖器弱小の男子は異性に対し存在の資格が無い」、「発育不全、弱小は、去勢的グズグズの人間になり早老若朽して落伍者となる」、「性的欠陥は男子の恥辱」といった辛辣なフレーズは、[21]読む者の心をざわつかせただろう。早老若朽とは、早めに老いて、若くして死ぬことの意と思われる。

ただし、こうした器具に効果があるとはかぎらなかった。受験雑誌の健康相談欄に、包茎の悩みと対処法をたずねる質問が寄せられている。医師は、「巷間の治療器など」に頼ってはいけな

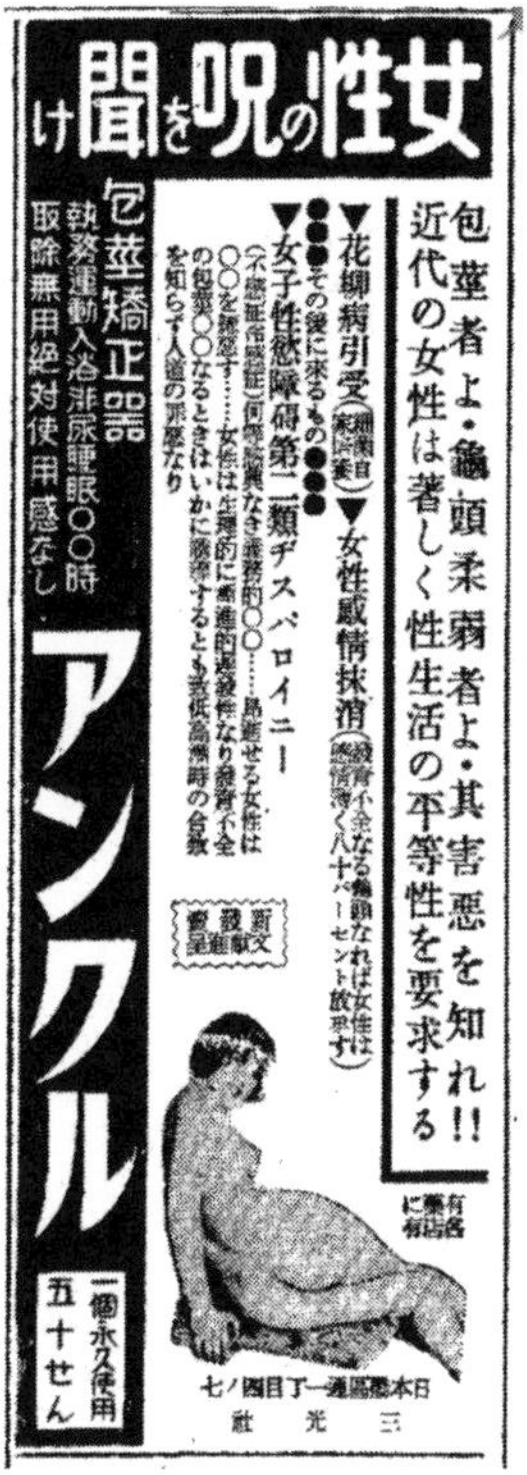

図1－3　包茎矯正器アンクル広告。『読売新聞』朝刊、1931年8月8日、6面

い、悩み迷うことなく即座に医者に行って手術をせよとすすめている。[22] 朝岡稲太郎医師も、包茎矯正器具は「全く無効」と断じている。陰茎がむくんだり、炎症をきたしたりして、かえって有害だという。[23]

また、内服用ホルモン剤の広告には、包茎や発育不完全の人で「器械其他の療法」に効果がなかった人も相談してほしい、とある。[24] 器具商売に裏切られた人を取りこむ商売までもがあったということだ。

出版界も包茎商売に走った。雑誌『健康日本』は、包茎の害や独り療法について一九三四年の一年間に少なくとも三回も特集を組み、各号の宣伝を新聞に掲載している。[25] 先の朝岡が書いた『自瀆の害と性器短小及包茎の最新療法』の紹介文には、性器短小や包茎が「年若き青年に極めて多い悩み」であり、本書はそうした悩みを解決するものであると書かれている。[26]

こうした包茎商売がかえって青少年の悩みを深めていると、ある医師が指摘している。成長途上のためにまだ包茎である青年が、健康体であるにもかかわらず、自分のことを「異常」「不具」と思いこんでしまう現象に言及している。そして包茎商売の殷賑ぶりと結びつけている。[27] それだけ包茎ビジネスはさかんだったということである。こうしたビジネスが成り立つのも、男たちが包茎に羞恥を感じていたからにほかならない。

恥と知識の不在

ただ、皆が皆、包茎を恥ずかしがっていたのかというと、そうともいいきれない。

医師の平島今朝義（けさよし）は、熊本の兵士一〇五三人を調べたのち、既存の調査にくらべて絶対包茎（真性包茎に相当する状態）の数が増えていることに気づく。そうした現象が生じたのは、足立が指摘したような、露茎状態がふつうであるとする「誤認」を持つ者が減ったこと、包茎にたいする羞恥の念を持つ者が減ったことなどによると平島は述べている。[28] 一九二〇年の論文でのことだ。

恥とかそうでないとか以前に、当時の一部の男たちは包茎についてそもそも無知だったのではないかと思わせるエピソードがある。責め絵で有名な画家の伊藤晴雨は、しばしば吉原に通うほどの遊び人だった。が、セックスをしようとすると「肝心の武器」がまったく用をなさない。結婚を前に晴雨が友人に相談すると、神田の某病院に行くことをすすめられた。病院で院長に「君のは包茎といふものなり」と説明されてはじめて、晴雨は自身の症状が包茎であることを知る。[29]

当時、晴雨は満二八歳。けっこうな大人でも、包茎について無知だった。知らないものについて恥ずかしがることはありえない。彼は包茎の恥ずかしさからも自由だったはずだ。[30] 一九一〇年ごろの話だが、このような男性は一定数いたと思われる。

一九三〇年代にあっても、恥の薄れは指摘されている。一九三七年に札幌の兵士を調査した医師が、過去のデータと比較しながら、完全露出の者が漸減していることを指摘している。彼らも、熊本の兵士らを調べた先の平島と同様、皮被りへの「羞恥感」を抱く者が減り、わざと亀頭を露出させる者も減ったためと推測している。[31]

そして包茎について無知と思われる者は、この時代にもいた。包茎とはどんな症状をいうのかと健康相談欄で質問している者がいる。包茎という単語だけは知っているが、知識がないのである。陰毛が包皮に巻き込まれて困っているという悩みを寄せた一八歳は、おそらく包茎なのだが、質問文中でその言葉を使っていない。[32] 知っていれば使っていただろうから、包茎という単語を知らなかった可能性がある。これらの男性たちも、包茎の症状に困ることはあっても、恥の感覚を持つことはなかったと思われる。

2　仮性包茎の誕生

仮性包茎というカテゴリー

仮説②は、「仮性包茎という概念は、美容整形医によって集客のために捏造された」であった。これを検討する。

結論を述べると、この仮説も否定された。仮性包茎という言葉は戦前もさかんに使われていた。美容整形とは関係のない医師たちによって、である。つまり、仮性包茎という言葉は、集客のために作られたものではない。

一八九〇年代から一九四五年までの医師などによる男性の身体の調査を調べたところ、包茎率のデータを含む調査は二二件あった。[33] これらのうち約半分にあたる一〇件の調査において「仮性包茎」がカテゴリーとして使われていた。[34] 最初に登場したのは一九一七年から二六年にかけて実施された調査においてである。以後、一九三〇年代に入り、調査そのものが増加するとともに、「仮性包茎」を用いる報告が急速に増えていく。一九三五年以降に発表された調査にかぎれば、一二件中八件、つまり三分の二が使っている。

「仮性包茎」という語が定着する以前、その状態は複数の単語を並べることで表現されていた。たとえば、「平時亀頭の全部或一部包皮を以(もつ)て覆はるるもの」のうち「包皮をして容易に亀頭を通過せしめ能(あた)ふもの」とか、「平常時亀頭の全部或は一部包皮を以て覆はるるもの」などである。[35]「一部性包茎」、「仮包茎」、「不完全包茎」、「非病的包茎」、「比較的包茎」といった名称で呼ぶ医師らもいた。[36] めずらしいところでは「微候的包茎」の名称もある。ドイツ語の"sozusagen symptomatische Phimose"を日本語にしたものである。[37]

たんに「包皮過剰（過長）」と呼ぶ者もいた。[38] これは現代の用法とは少し違う。カルテなどに用いられる病名の一覧である「ＩＣＤ10対応標準病名マスター」では「仮性包茎」と「過長包皮」は別の症状として列挙されているから、過長包皮イコール仮性包茎ではありえない。だが当時の論者は、あまり細かいことは気にせず、真性包茎でも露茎でもない状態、つまり仮性包茎に相当する状態を「包皮過剰（過長）」の名で呼んでいる。

一九三〇年代半ば以降、「仮性包茎」の語は包茎調査で頻繁に使われだす。各論者は仮性包茎を次のように定義している。

・亀頭は包皮によりて全く包囲せられ、一見包茎の如(ごと)きも、包皮口大にして容易に亀頭を露出し得、而(しか)も勃起時に於(おい)て亀頭を露出するも疼痛を伴はざるもの[39]

・亀頭は包皮により全く包囲され、一見包茎の如きも、包皮口大きく容易に亀頭を露出し得る程度[40]

・包皮により亀頭の大部分被(おお)はれたるもの、及び強力を用ふれば包皮をして亀頭冠状溝まで後退せしめ得るもの[41]

いずれも、ふだんは亀頭が出ていない、しかし、しようとすれば亀頭を露出することができる、という点で共通しており、現代でも用いられる仮性包茎の定義とほとんど変わるところはない。ちなみに、仮性包茎のパーセンテージは、調査によって三〇%台から六〇%台まで幅がある。[42]ペニスは計測がむずかしいとされる部位である。室温や被検者の精神状態によってペニスの状態は容易に変化する。そのうえ、観察者の主観も入ったであろう。仮性包茎と露茎のあいだのカテゴリーとして「中等度露出」があるが、いかに定義を厳密にしていたとしても、仮性包茎と中等度露出を完全に区別することは実際には困難だったと思われる。

仮性包茎に手術は不要

定義が現代とさほど違わないとはいえ、仮性包茎の扱われ方は現代とだいぶ異なっている。一言でいうと、医師たちはおしなべて仮性包茎に「やさしい」のである。仮性包茎は異常ではない、清潔にしていれば無理に手術することはない、という。

具体例を見てみよう。ふだんは包茎であっても、勃起時に亀頭があらわれ、性交にさしつかえないものがあるが、「この種のものはしひて手術をしなくともよい」という論者がいる。[43] ここでいわれている状態が仮性包茎に該当するのは明らかであり、この場合には手術は不要だといっている。

別の医師も、「亀頭を退却することの容易なるものは強(あなが)ち手術するの必要を認めない」という考えである。この医師は、日本では包茎が「病的」とされているが、包茎というだけでは病気とはいえず、生理的な状態にすぎないという考えの持ち主である。[44]

勃起時に痛みを感じるようであれば要手術とするものの、「本来は皮を冠(かむ)つて居るのが自然的のもの」という意見も、基本的には手術不要の立場からのものである。[45]

「包皮のために直接または間接にうける害だとか心配といふものは僅かな手術料には換へがたい」と、包茎手術の精神的効果をうたう医師は、一見、手術推進派に見えて、そうではない。包茎を「完全包茎」と「包皮過長」の二種類に区別したうえで、後者については「常に清潔にしたら、これは病的でないから余り害はない」とする。[46]

もっともラディカルなのは、『若返心身改造法』というあやしげな本を出している発明家だ。「仮性包茎」はもちろん、「真性包茎の口の小さい人」にも手術をすすめていない。前者には常に亀頭を露出しておくことを、後者には指で包皮口をいつも広げることをアドバイスするのみである。[47]

ある開業医は、自分の医院へ「包茎だ」といって来る人びとの約九〇％はたんなる「包皮過剰」であると報告している。彼らは、ふだん剝けていないために包茎と誤解して治療を乞う。しかし、これは病気ではないため、「特に手術を要しない」と断言している。[48] ここでいう包茎とは、真性包茎に相当する状態のことである。「私はこれ等の人々にはよく説明して帰してゐるが、世の中にはこの種の誤れる考へを持つてゐる人が非常に多いやうである」と、ヤレヤレといった調子で書いている。[49]

不要だと医師がいっているのに手術をせがむ若い男性は少なくなかったようだ。年齢が上がるにつれ亀頭が露出しやすくなることをデータによって示した医師がいたが、このデータを取ったのも、彼らを説得するためだった。[50]

成長を待ってなお包皮が剝けないようなら手術を考え、そうでないなら手術は不要であるという医師も、データをとった医師と同じ考えである。「成長して後も尚包皮の退却せざる場合を待つて」はじめて手術すべきものなのである、と述べている。[51]

皮が男性にもたらす快楽

仮性包茎にやさしい言説が流通していた時代には、包皮の効用を論じる議論が見られた。ある医師は、包皮にはどんな用途があるのかという問いにたいして、亀頭の表面を滑らかにすることや、亀頭の乾燥や角質化を防ぐことを挙げている。[52]

包皮があることによってセックスの時の男性の快感が増すという説もあった。亀頭がふだんから保護されているぶん、敏感さを保てるというのである。「包茎は生理上少しも差支のないのみならず、常に亀頭を保護して居るので快美の感じを助ける利益にもなるものである」との意見がある。[53] これは「ふだん亀頭が隠れていると敏感になりやすくてよくない」という説に真っ向から反対する内容である。その「敏感さ」がよい、なぜならエクスタシーを得られるから、といっている。

包皮は亀頭を保護するので、「快美感覚」を得るのに有益である、なのに包皮が「生理的必要なもの」であることに人びとの考えがおよばないのは残念である、という主旨の発言もある。[54] 快美感覚とはセックスの時の快感のことである。

英国の作家で性教育の著書も多いマリー・ストープスの翻訳書は、男性たちがむやみに包茎手術をすることに難色を示している。というのも、亀頭がいつも露出している状態になると、皮膚の一部が固くなって、鋭敏さが減少するからである。[55] この見解もまた男性の「感じやすさ」に価値を置いている。

皮が女性にもたらす快楽

包皮があったほうが、女性にとっても気持ちがよいという指摘もあった。ふだんは包茎でも勃起時に亀頭が出るタイプの包茎の場合、エクスタシーを感じるまでの「タイム」が長くなるので「婦人側に満足を与へると云ふ率が多くなるとも云はれてゐる」と、ある論者が述べている。[56]

ただ、どのような作用でタイムが長くなるのかは定かではない。ペニスを皮ごと膣に挿入すれば亀頭が鈍感になって射精までの時間を引き延ばすことができるが、[57]この論者がいっているのは亀頭が出るケースなのでそれには該当しない。ともあれ、女性にとっての皮の効用を述べた言葉ではある。

これまで何度か登場した解剖学の権威、足立の論文にも、反対意見もあるという留保つきで、「包皮は女子の満足を高むる」という俗説に言及した箇所がある。[58]足立はくわしく述べてはいないが、たしかに、江戸時代には女性のエクスタシーの観点から包茎を賞賛するものがある。

浮世絵師・兎鹿斎（ろくさい）が一八三四年に刊行した『色道禁秘抄（しきどうきんぴしょう）』にはエロ問答がおさめられているが、「あふて死にたい皮かつき」という説が「一理あり」と評価されている。一度は包茎の男とセックスしてから死にたい、そのくらい快楽が得られる、という女性の感想が理のあることとして肯定されているのである。

なぜかというと、ふつうの男性となら五〇回の「出入」となるところ、包茎の男性であれば一〇〇回となるからである（鹿斎は皮ごとの挿入を想定しているらしい）。「出入」が多いほうが女性はエクスタシーを多く得られる。包茎が女性に快楽をもたらす証拠として鹿斎が挙げるのは、娼妓が相撲取りの客を好むことである。この本では、相撲取りには包茎が多いことになっている。[59]

もっとも、足立のいうように反対意見もあって、一七五〇年代の刊といわれる『女大楽宝開』では、「すぼ」が「味わるし」とされている。[60] すぼとは包茎の異名「すぼけ」の略である。一八一八年刊の『枕文庫』でも、皮をかぶったペニスがランキングの下位を意味する「下品」に位置づけられている。[61] 江戸期のエロ川柳集『排風末摘花』には「越前」すなわち包茎をバカにした句が複数ある。[62]

このように、江戸期の包茎の評判には賛否両論あった。というか、否定的な意見のほうが多い。が、否定一色に塗りこめられていたわけでもない。そのことは、近代に入ってからも記憶されていたのだった。

包茎と短小は関係ない

仮性包茎にやさしい言説として、短小と包茎は関係がないとする説も挙げられる。当時も今も、包茎は短小の原因となるという説があるが、それに真っ向から反対する内容だ。一九三五年刊の『性的悪習と神経衰弱の新療法』に次のような問答が掲載されている。

（問）私は十四歳から自瀆(じとく)にふけり、その結果生殖器の発育が停止し、他人のと見比べて小さいやうです。これは手淫のために包茎となり、包茎のために発育が停止したのだとのことですが包茎の手術をすれば癒りますか。

（答）手淫→包茎→発育停止、といふやうな理窟は成立ちません。また包茎のために発育が停止することは絶対にありません。そして真に発育不全であるなら、その治療は包茎手術とは無関係です。[63]

「包茎のために発育が停止することは絶対にありません」とはっきり書かれている。包茎と短小で悩んでいる当時の読者はどんなに救われたことだろうか。

別の医師も、包茎と短小のあいだに因果関係はないという。「包茎を手術してその後甚(はなは)だ良好な発育を遂げたといふ話を聞かない」と書いている。[64]

ちなみに、短小そのものにかんして「問題ない」と請け合う医師もいる。「発育不全と云ふことで、煩悶懊悩して居る者が大変に多い」という医師は、発育不全を理由に結婚を拒否したり、人生の目的を捨てたり、あるいは財産を弟に譲るといった悲惨なケースに言及する。しかし、発育不良だといって医師のもとへ来る者のうち、本当に発育不良のケースはほとんどないという。これは現代の男性にも通じるトレンドだろう。

この医師が調査をしたところ、勃起時に三寸（約九センチ）前後の長さがあれば、まったく問題のないことが明らかになった。発育させようとしても不可能なので、「余計なことに無駄な心配と、無駄な費用を費やしてはならぬ」とクギを刺している。[65]

仮性包茎にきびしい意見

もちろん、仮性包茎に「きびしい」意見もあった。仮性包茎だけで九種類あるとした日下正大勇（くさかせいたゆう）は、真性包茎はもちろんのこと、仮性包茎も手術すべきという立場の医師である。手を使って包皮を冠状溝（かんじょうこう）から後退させようとすると、あまった包皮が根元に寄せられて、シワが多数できる。このシワの部分が、不潔な性交をすると病菌におかされやすくなるのだという。「私の分類した程度の仮性包茎は、何れも、手術で整形するのが、一番適切な療法であつて、性病予防の目的にも適（かな）ふのである」と明言している。[66]

日下はとりわけて仮性包茎にきびしい医者だったようだ。一九三五年発表の論文で、自らが手がけた包茎手術二八五例のうち約八割が仮性包茎だったと公表している。[67] いくらなんでも多すぎる。このような医師は稀である。

仮性包茎に相当する状態を「不完全包茎」と呼び、ほうっておいても大した障害になるわけではないと留保しつつ、治療をすすめる医師もいた。他の何人かの論者も、この手のライトな手術のすすめを述べている。そのなかには「第一気持ちがよくなる」と、手術の精神的な効用をうたう者もいる。[68]仮性包茎をめぐって現代も流通する「手術をすると自信がつく」という意見に通じるものがある。

また別の医師は、「包茎は先天性畸形」としたうえで、平常時に過度に包皮があまっている場合も、病気を引き起こす可能性があるので「包茎」と見なすべきだといっている。[69]つまり、仮性包茎に相当する状態のうち、皮が多いものも「畸形」だということである。

このように、仮性包茎にきびしい説もあったのは事実である。しかし、二〇世紀はじめの四五年間の一般向けの書籍においては、数的にはやさしい説のほうが多い印象を受ける。包茎手術にふれている文献は二八件あったが、[70]そのうち、仮性包茎あるいはそれに相当する状態にも手術をすすめているのは四件だけだった。[71]

「仮性包茎」は医学用語ではない

一九三〇年代後半には医学界で定着しつつあった「仮性包茎」の用語だが、正式な医学用語だったかというと、そうではない。

戦前期の主要な泌尿器科学の教科書には、仮性包茎という言葉はもちろん、真性包茎という言葉もほとんど見当たらない。[72]真性包茎に相当する状態が「包茎」として紹介されているのみである。教科書に載るのは治療が必要な状態だけだから、仮性包茎の掲載がほぼないのも当然といえば当然である。

一九四〇年の論文で、ある医師が、包皮が反転しづらいものと、しやすいものに包茎を二分して、「前者を真性包茎と名附け、後者を説明の便宜のために、仮性包茎と呼ばしてもらふ」と断り書きを入れている。[73]「説明の便宜のために」といういい方に、仮性包茎が正式な専門用語と認められていなかったことがうかがえる。仮性包茎という言葉はあくまで便宜的に使うものであって、それ以上のものではなかったのである。

調査のカテゴリーとして用いられはするし、医学論文にも釈明つきで用いられるが、教科書にはほぼ載らない。つまり、正式な医学用語ではない。仮性包茎という言葉の位置づけはまことにあいまいなものだった。そのあいまいさは、病気に数えられることもあればそうでないこともある、仮性包茎の存在そのもののあいまいさを反映していた。

3 包茎増加論

「割損」の衰退と包茎

複数の研究者が包茎率を調べ、データが蓄積していくと、彼らは現在と過去との比較をはじめた。そして、包茎が増加しているかいないか、増加しているのだとすれば原因はなんであるかをめぐって、議論が繰り広げられるようになった。

熊本で兵士を対象に調査をした先述の平島は、過去のデータとくらべて、真性包茎に相当する状態が増えたのにたいし、露茎が減っていることに気づいた。その原因として平島は、露茎状態をふつうと見なす「誤認」の衰退と、恥の感覚の薄れ（前述）のほか、「割損の風習」がすたれたことを挙げている。[74]

割損とは、民間に伝わる包茎治療のことである。儀礼としての意味あいや宗教的な意味あいがない点で、割礼とは異なる。[75] 戦前の包茎言説で語りつがれているのは、カヤの葉や、竹で作った薄い板、カミソリなどで包皮口を切開し、口を広げて亀頭を出しやすくする方法である。幼い男児にたいして、母親が処置したという。[76]

前出の足立もこの風習に言及しており、播州地方（兵庫県南西部）に伝わると聞いたと書いている。平島は、今日もなお割損の一種が存在する地方があると、伝聞調で一九二〇年に書いている。[77]

まったく根拠のない話ではないだろう。というのも、播磨に育った民俗学者の赤松啓介が自己の経験をふまえて「マラムキの民俗」について書きとめているからである。道具こそ使わないが、風呂に入らせてもらいにいった家のオバハンに一〇歳ぐらいの子が皮を剝かれる風習があった。母親がオバハンに、道具が手に置き換わったと考えれば、足立らがいっている割損と変わらない。

ただし、この風習は、赤松が経験した一九二〇年代はじめの時点で終わりをむかえつつあったという。若い娘や女児に見せたらいけないという意見があったり、子どもが嫌がって逃げ出したりしたためだった。子どもにとってマラムキは、泣くほど痛い。[78]

割損の風習は、現代医学の観点からすると危険であるし、結果が悪いとして、このような旧習はすみやかに改められるべきだという一九〇九年の意見もある。[79]

若い世代への配慮と医学の知の台頭により、マラムキや割損はだんだんと姿を消していった。熊本の調査をした平島の論文で、包茎増加の理由として割損の衰退が指摘されたのは、こうした時代のなかでのことだった。

オナニー原因説

包茎が増えたのは恥の感覚が薄れたからである、という平島の説に敢然と反対する者がいた。軍医の中島榮太郎である。青年たちがオナニーをするようになったことが包茎増加の原因であると主張した。

中島はマニアックな医師だった。陸軍の身体検査受検者など男性三〇〇名の股間を調べ、縫い目の走り方や傾き方などを掛け合わせて理論的にありえるペニスの形態を三二四種類に分けた。もちろん包茎の統計もとっている。親しい将校ら四五名に正確なペニス測定法を教えこみ、平常時と勃起時のそれを匿名で報告させて膨張率をはじき出してもいる。[80] それらの結果をまとめた一九三三年の論文は医学のものとしては異例の長尺であり、狂気すれすれの熱気が紙面から立ちのぼっている。[81]

中島が平島の説に反対するのは、恥を感じなくなったという心理的状態の変化だけで包茎が増えるわけがないと考えたからである。物理的に包皮が伸びる原因がなければ包茎は増えない。中島はそう考えた。

その原因こそは「手淫」つまりオナニーであると、中島は主張した。中島によれば、文明化は性的早熟の機運をもたらし、青少年のオナニーを増加せしめた。オナニーをすると包皮が「弛緩延長」する。農村の青年に露茎が多く、都会の青年に皮被りが多いのはオナニーを実施する者の多寡ゆえである。農村の青年は「淳朴（じゅんぼく）」かつ性的に未成熟であり、オナニーをする者が少ない。一方、都会の青年は性的に早熟であり、オナニーをする者が多い。なので、都会の青年は皮被りになりがちであると中島は述べる。[82]

この論を、上海の研究者である陶熾（タオ）と徐（シュウ）大哉が批判している。そもそも「農村の青年には露茎が多い」という前提が間違っているからである。中島本人が引用している山形連隊区の壮丁（そうてい）（成人した男性）のデータでは、包茎と仮性包茎が合わせて約六七%、「否包茎」（中等度露出と完全露出）が約三三%だった。露茎のほうが少ない。山形といえば農村地域である。農村の青年には露茎が多いという主張と合致しない。中島の議論は自家撞着を起こしていると、陶と徐はいう。[83]

陶と徐の批判を俟（ま）つまでもなく、「農村の青年にはオナニーをする者が少ない」などというのはおかしな主張である。かつて農村には、年ごろの青少年が集まる若者宿というものがあった。山梨県の道志（どうし）村を対象とした民俗学調査によれば、そこでは集団でマスターベーションがおこなわれ、勃起したペニスで障子紙を破ったり、小便や精液を天井に飛ばすなどして、若者が競い合ったという。赤松も、子どもや若衆たちのトバシアイがあったと書いている。[84]他の農村も似たようなものだっただろう。都会の青年より性欲旺盛でこそあれ、農村の青年がおとなしいなどということはありえない。

だが、オナニーを包茎の原因に位置づける中島の主張はそれなりの説得力を持ち、他の研究者にも支持された。包皮過長が増えているのは、文化生活の副産物ともいうべき「エロティシズム」に若者たちが流れ、青少年が手淫をするようになったからだという意見、カフェーやバー、挑発的な服装の女性、煽情的な映画などがあふれる世相においては、青少年が手淫をして仮性包茎が増えるのもしかたがないとする意見が見られた。[85]

ついでながら、中島の主張が転じて、包茎の度合いが文明の度合いを示すとでもいいたげな議論が登場したことにもふれておく。[86]ある医師は、「文化の甚だ低い都会」と彼が見なす中国の新郷で成人男性の包茎率を調べ、完全露出率が六二%であることを知った。これは日本の三三、四年前のデータと同水準だった。したがって、日本と新郷文化は三三、四年の相違があることになる、と結論している。[87]それだけ新郷は遅れている、といいたいわけである。

オナニーは包茎の原因になるという主張は、複数の論者によって語られた。まじめにこれを主張するなら、オナニーをする者としない者（そんな者がいるとして）の包茎率をくらべて前者が統計的有意に高いことを実証する必要がある。が、そうした科学的な手続きを取る者は一人としていなかった。

包茎からはじまるオナニー

オナニーが包茎の原因になると中島はいったが、包茎がオナニーの原因になるという説もあった。包皮に汚れがたまってかゆくなりやすいため、あるいは亀頭が敏感で勃起しやすいため、包茎の人はオナニーに流れやすい、という理路である。一九三〇年代の言説に見いだせる。[88]

一九二〇年代に山本宣治(せんじ)と安田徳太郎が大学生から収集した性にかんするアンケートには、「包茎からのオナニー」に当てはまると思われる事例を複数見つけることができる。ある東大生は、一五歳の時に、勉強中に陰茎の皮を剝いたりかぶせたりしていたら気持ちよくなり、とつぜん射精した。「びつくり仰天」したが、これがいわゆる精液であり、自分がしていたことが「手淫」であるとすぐに了解したという。包皮が反転することを発見し、いじっているうちに、あるいは、寝床で皮を剝いたりすぼめたりしているうちに、自慰に発展したという者もいる。オナニーのことを「皮つるみ」というだけあって、オナニーと包皮は縁がふかい。[89]

別の東大生は、親から陰部にふれることを禁止されていたが、満一一歳の時にふと包皮にふれ、「異様の感触」をおぼえて射精した。彼もまた「驚ろきました」と述べている。以後、意識的に自慰をおこなうようになった。[90]

陰部のかゆみをきっかけに自慰をおぼえたという者は、この調査によれば約六%いる。別の東大生は、一三歳の夏、机の前に座っていると亀頭がかゆくなったので、かいていると快感をおぼえてきた。そのうち陰茎全体が「大いに勃起して」、射精にいたった。こんなもの（精液）が出てくるとは思っていなかったので、体に異常をきたしたのではないかと、やはり彼も「びつくり」している。陰茎がかゆくてかいていたら、あるいは、インキンのためにかいていたら、そのうち気持ちよくなってしまって、つい……という経験が、複数の者から報告されている[91]。

では、かゆみを防ぐべく清潔にしていればオナニーから自由になれたのかというと、そのようなことはない。風呂で洗うさいに陰部にふれ、それがオナニーの入口となった者が三・五％いる。ある早大生は、入浴時に体を洗おうとしたら勃起をしてしまい、恥ずかしくなって手拭でおおった。するとその摩擦で「いままで経験せざる快感」を感じ、以降、オナニーをするようになった。行水のさいに陰茎をいじっていたら大きくなり、家人がきたので股にはさんだところ、「変な気持」がし、それから行水時にオナニーをするようになった者もいる[92]。

不潔にしていてかゆくなっても、清潔にしようと風呂に入ってもオナニー。青少年の生活のあちこちに、オナニーへの入口が遍在していた。

このように、一九三〇年代の論者がいうような、包茎から誘発されたと思われるオナニーの事例は実際にあった。しかし、だからといって露茎の者がオナニーしないわけではないだろう。オナニーを包茎の原因とする主張と同様、包茎をオナニーの原因とする主張も科学的な根拠がないまま唱えられていた。

批判もしている。

結婚と包茎

農村と都会の青年の件で中島を批判した陶と徐は、一九三六年の論文で、中島にたいして別の批判もしている。

そもそも中島がいうような包茎増加といった事態は起きていないのでは、という指摘である。彼らは一八九九年に発表された足立論文のデータと、一九三三年に発表された中島論文のデータを比較する。真性包茎に該当する「被包し露出不可能」の者が〇・八％から二・七％に増えているのは事実だ。しかし、大した増加ではない。むしろ増えているのは完全露出者である。「露出し被包不可能」の者が五・六％から二八％に飛躍的に増加している。変化があるとするならば、むしろ露出増加の方向にであろう、と彼らはいう。

陶と徐は、中島の文明観にも異議を唱えている。文明化がもたらしたのはオナニーではなく、たくし上げ習慣の消滅であるというのが彼らの主張である。文明化は都会にアメリカニズムをもたらし、日本人の頭髪や顔のありよう、歩き方までを変えた。明治時代の日本人は都鄙(とひ)をとわず亀頭露出をほこっていたが、もはや風呂場での「古風の流行」つまり包皮のたくし上げなど、流行(はや)らない。

もっとも数が多いのは、露出は可能だがふだんは皮被りである者(露出可被包)と、皮でおおうことが可能だがふだんは露出している者(被包可露出)の中間だろう、と陶と徐は述べる。ここから彼らの問題意識は、「翻転の機会」に移る。古めかしい「翻転習俗」がなくなった今、皮が剝けないわけではないが、それなりの長さの皮がある人びとは、いったいどんなふうにして皮を剝き、亀頭露出ができるようになるのか、ということである。

手淫ではないだろう、と彼らは判断する。なぜなら調査対象である中国人学生の多くが、包皮に垢（あか）をためていたからである。垢の存在が手淫の不在を意味するとはいいきれないはずだが、とにかく彼らはそう判断した。

代わりに彼らが持ち出したのは結婚、つまり継続的なセックスの機会だった。彼らは未婚者と既婚者の包茎（真性包茎と仮性包茎に相当する状態）の率をくらべた。すると前者は約五七％、後者は約三八％と、未婚者のほうに包茎が多かった。結婚をするとセックスをする機会があるので、男性たちは皮を反転させる必要にせまられる。これが亀頭露出の「重要因子」となるのだという。[93]

陶と徐の考察は、中島にくらべればだいぶ手堅いものだが、疑問点もある。既婚者・未婚者の包茎率の違いは、年齢による違いを反映しているにすぎないのではないか。年をかさねるにつれ、生理的に包茎は少なくなっていく。一般に、既婚者は未婚者より年が上である。とすれば、既婚者に包茎が少ないのは、セックスの機会うんぬんではなく、生理的な作用ということになる。

被検者の年齢を考慮しない統計には意味がない、と年齢別に露茎者のデータを取った医師が述べている。このデータは一五歳から六〇歳を対象とし、年齢が上がるにつれて包茎が減り、露茎が増えることを示している。[94] この医師は陶と徐を直接、批判しているわけではないけれども、彼らの調査にも当てはまる指摘であることはいうまでもない。

4 「ペニスは本来包茎か」論争

銭湯・スパイ・包茎

包茎データの蓄積は現在と過去との比較を生んだが、日本人と他民族との比較も生んだ。そして、ペニスの本来のかたちは包茎か露茎か、という議論が起こった。過去との比較が引き起こしたのが包茎増加論だとすれば、他民族との比較が惹起したのはペニスの本来のかたちをめぐる議論だった。

川村狂堂という男がいた。日本人としては早い時期にイスラム教徒となり、中国でスパイ活動をしていたといわれる。[95]その川村が独自におこなった包茎調査の結果を一九三二年に発表している。川村は北京の銭湯にひそみ、一人ひとりの股間を観察し、統計をとった。七カ月のあいだに七七回の調査をし、収集したペニスのデータは一七七〇人分におよぶ。医師でない者がこの規模の調査を敢行するのは異例である。

調査をしようとしたのは、川村がイスラム教の割礼に関心を持っていたからだった。かつて割礼の歴史についての文章を発表したが、[96]史的考察だけでは限界があることに気づく。ヨーロッパ人やアフリカ人ほか各人種の「開皮者」や「非開皮者」の統計を知りたい。そう思った川村は、解剖学者の足立の論文を参照した。が、これは「僅(わず)かに」四八五人の日本人のみを研究したにすぎなかった。そこで、「支那人」についてだけでも統計を得ようと調査を敢行したのだった。

調査の結果、亀頭を全露出している「全開皮者」は約四八%、包皮が亀頭のすべてをおおっている「不開皮」は約三四%、包皮が亀頭の半分をおおっている「半開皮」は約一八%で、「全開皮者」がもっとも多かった。

これら包皮の状態は「偽らざる」ものであると川村は強調している。「支那人」の風習からして「欺瞞的開皮」すなわち包皮のたくし上げはなく、イスラム教徒(割礼を受けている可能性がある)は除外しており、混入していてもわずかであろうという。

川村は、ペニスの本来のかたちは「開皮」つまり露茎であると主張している。批判の対象となっているのは前出の足立である。足立は、包皮には亀頭を保護する機能があるといった。そして、「大人は亀頭を全部露出しているもの」というのは誤認にすぎないと述べた。つまり、包茎(仮性・真性問わず)の状態が本来であると主張したのである。

それにたいし川村は、「十分に呑みこみ得ない」といっている。というのも、人体の機能は、年齢あるいは使い方によって変化するものだからである。使うにつれてペニスがかたちを変えるのはおかしいことではない。反転を繰りかえすたびに包皮にしわが入るなどして、反転したままもどらなくなることも考えられる。だいたい、ペニスの本来のかたちが包茎なのであれば、今回の調査で約四八%が全開皮だったのをどう解釈するのか。それに、初老は壮青年より、中老は初老より、大老（中老のさらに年上）は中老より開皮者の数が増すのは見のがしがたい問題である。足立博士はこれをどう説明するのか――とまくしたて、「元来成熟せる陰茎の包皮は翻転収縮して亀頭を露出するのが本当ではないか」と結論している。[97]

たいへんな熱量を帯びた論文である。だが、当時の医者に川村の議論を引用する者は見当たらない。医学論文でなかったからだろうか。いずれにせよ、この論文は無視され、後世の研究者に参照されることもなかった。

「露茎が本来」説

川村論文は参照されなかったが、ペニスの本来のかたちは露茎か包茎かという議論そのものは、複数の論者が取り上げている。まずは、「露茎が本来」派の主張から見てみよう。

古いところでは、アメリカのエドワード・フートの著作を翻訳した『造化機論三篇』（一八七九年刊）の記述が挙げられる。「亀頭の本来は包皮（かは）より茎頭（あたま）半分顕（あらは）るゝを本分（もちまへ）と云ふ」との一文である。亀頭の半分が出ているのがペニスの本来のかたちである、といっている。

この文章は原著にはない。男子は亀頭の皮をめくっておくように、という原著のくだりで、日本の校閲者が付したものである。日本人は少年期に亀頭が露出するようになったのちは、ふだんも亀頭の上まで包皮が縮まるようになる、とも書かれている。国が違えば陽茎（ペニス）もまた違うようだ、と校閲者はいっている。[98]

一九二八年刊の医師による本には、思春期以降、亀頭は包皮から脱却し、「平常亀頭の三分の一は全部が露出する」と書かれている。この医師もまた、亀頭露出を本来とするスタンスである。生まれつき包皮がひじょうに長い者や、少年時代に過度の手淫をした場合などには、ペニスが発育せず、いつも包皮が亀頭を包むことになる。その害は年を経るにつれ顕著になる。「けれども包茎者はそれが自然であり当り前であると思ひ、病的のものである事を知らない場合が多い」と、包茎者ののんびりした態度に注意をうながしている。[99]

「包茎が本来」説

一方、「包茎が本来」派の主張はどうか。この主張をするもっとも古い人物は医師の田代義徳(よしのり)である。一八九六年の演説で、包皮の保護機能にふれつつ、大人も子どもも「包皮は通常全く亀頭を掩覆(えんふく)するを以て常型となすべきなり」と述べている。亀頭の全部が皮でおおわれているのが「常型」というのである。[100]

その三年後に足立の論文が発表された。前述のように足立は、包皮は「亀頭を保護すべき自然の一臓器」であり、大人であれば亀頭を全部露出しているはずという「誤認」は取りのぞかれなくてはならないといっていた。[101]

後続の「包茎が本来」派も、似かよった主張をしている。一九〇六年刊の『実用問答生殖器篇』で編者は、欧米人や清国人の十中八九は包茎であると述べ、「日本人も元は包茎であつた」という。そして、人体には大切なところそれぞれに保護物があるのであり、亀頭がみだりにふれられたり、さらされたりするのを防ぐために包皮があるとしている。[102]

包茎、俗にいう皮被りは日本では一種の病気と思われているが、「本来は皮を冠(かむ)つて居るのが自然的のもの」という言葉もある。ここでも欧米人や「支那人」が引き合いに出されて、彼らはたいていそれである、と書かれている。[103]

「包茎は自然の状態に於けるもの」であって「露茎こそ、人工を加えたる一種の畸形」と主張する医師もいる。包皮は亀頭を包んで、保護しているものである。病気にかかりやすいといわれるが、清潔にして品行を正しくしていれば（買春を慎めば、ということだろう）問題ないのであって、もし罹患(りかん)したとすれば、それは包茎の罪ではなくその人の罪だという。彼もまた欧米人や「支那人」に包茎が多いことに言及し、彼らが包茎を病気ではなく「生理的のもの」としていると述べている。[104]

本来のかたちを露茎とする者も包茎とする者も、他民族のペニスに言及している点では変わらない。他者を参照しつつ、日本人は他民族とは違う、あるいは同じであるなどと主張しながら、「ペニスの本来のかたち」を論じている。こうした議論が可能になったのも、国内外のデータが蓄積したからこそだった。

5　包茎の誕生

包茎と皮被り、この似て非なるもの

第2節で、仮性包茎という言葉が一九三〇年代後半の調査からさかんに使われはじめたことを見た。では、そもそも包茎という言葉はいつから使われだしたのだろうか。時間を巻きもどして、このことについて検討したい。

まずは、包茎と皮被りの違いについて見ておきたい。ここを明らかにしておかなければ、包茎概念の歴史の理解も不十分になるからである。

足立の論文（一八九九年）に掲載された統計を改めて見直すと、「皮被り」という大項目の下に「包茎」がおかれている。皮被りという大きなカテゴリーのサブカテゴリーとして包茎が位置づけられているのであり、皮被りも包茎も同じものでは、と思う人は奇妙な印象を受けるだろう。

そうした疑問にあらかじめ答えるかのように、足立はわざわざ「注意」という項目を設けて、皮被りと包茎は異なる概念であると説いている。「日本人の所謂（いわゆる）皮被りとは啻（ただ）に包皮をして亀頭を通過せしめ能（あた）はざるもの、即（すなわち）包茎 Phimosis のみを云ふにあらずして、亀頭冠を通過せしめ能ふも平時亀頭の全部或は一部之を覆ひ居るものをも総称する」[105]。皮被りとは、包皮から亀頭を出すことができない包茎だけをいうのでなく、亀頭を出すことはできるがふだんは亀頭の一部または全部をおおっているものをもいう、と書いている。

つまり、現代の用語でいうところの真性包茎と仮性包茎の総称が「皮被り」に当たるということである。そして、たんに「包茎」といえば、それは真性包茎のことのみを指す。このあたりは、現代の語感とだいぶ異なる。

足立以降の専門家の何人かは、包茎という語を限定的な意味で使っている。ある医師は一九〇九年の著作で、「包茎と云ふのは陰茎の亀頭を覆ふ包皮の口が狭くして勃起時に退却せぬか、又は退却するとしても口径の狭いのを云ふのであつて、平常亀頭の露出せざる一般を指したのではない」と、ふだん亀頭が露出していないだけでは「包茎」とは呼ばないとしている。[106]「包茎は生理的のものにして皮の前口狭隘（きやうあい）なるがために全く亀頭を現はすこと能（あた）はざるものをいふ」と、「包茎」に厳密な定義をほどこす論者も同じ立場とみなしてよい。[107]

たんに「包茎」といえば、まったく亀頭を出すことができない症状しか指さない。そんな共通了解が、一九世紀末からしばらく、専門家のあいだに存在したのである。

だが、数からいえば、皮被りと包茎を一緒くたにする論者のほうが多い。まず足立以前の用例から見てみると、複数の国外の著作を編訳した一八七九年の『造化繁殖演義図説（ぞうかはんしょくえんぎずせつ）』には「包茎」の文字の左右に「ホウケウ」と「カハカムリ」の二種類のふりがながふられている。ホリックの訳書『生殖器新書 全』（一八九七年）には訳注として「所謂包茎即ち（かはかぶり）」の説明が添えられている[108]。

もっとも、これらは包茎にかんする知がそれほど深まっていなかった時代のものである。足立以前にこうした混同があったことは大目に見られよう。だが、足立以後にも包茎と皮被りを一緒くたにする記述がある。

「包皮の前口（ぜんこう）が狭窄（きやうさく）であります為に亀頭を現（あら）はすことが出来ない」状態を「俗に謂（い）ひますかはかむり」とする一九〇八年の用例は、あたかも皮被りすべてにおいて包皮口狭窄が生じているかのようだ。足立的用法にしたがえば、その状態は包茎にのみ発生する。「包茎」の文字の下にカッコ書きで「かわかむり」と書く一九二五年の例をはじめ、包茎を「いわゆる皮被り」と説明する論者はとても多い[109]。

一九三九年の医師の用例にいたっては、サブカテゴリーにすぎない「包茎」を総称に格上げしている。「包茎とは俗に「皮被り」と云はれて居るもので常時包皮をもつて亀頭を被（おお）ふものを総称してゐる[110]」。足立的用法はここで完全に忘れ去られている。

こうした混乱を前に、用語の整理を促すかのような発言も見られた。「元来包茎と称せらるゝは、真性包茎のみ」と一九三七年の論文にある[111]。だが、そうした努力もむなしく、包茎イコール皮被りの等式は広がりつづけ、その状況は現代もなおつづいている。

江戸の包茎

では、包茎という言葉はいつから使われだしたのだろうか。結論からいうと、医学の専門家のあいだでは一八一〇年代ごろから、専門家ではないが、本を手にするようなインテリ層のあいだでは一八六〇年代ごろからと考えられる。

まずは、「包茎」という言葉が登場する前の状況を見てみよう。医学史家の中野操によれば、包茎の外科的処置について確認しえたもっとも古い記録は、幕府医官をつとめた栗崎道有によるものである。一六九四年ごろに、二七、八歳の男性を治療した。

記録にはこうある。患者は妻帯者だが、陰茎に皮が被っているため、たびたび下疳（ただれ）を催し、ペニスの内側から膿が出てくる症状に悩まされていた。包茎の治療法として昔からあったのは「切破る」方法、つまり刃物などを使って包皮口を拡げる切開である。患者も「何とぞ切破り常体の人のごとくなりたきとの望」を抱いていた。だが、道有が採用したのは、糸で包皮を縛り、包皮を切除する方法だった。切開がたんに穴を広げるだけなのにたいし、切除は文字どおり余分な皮そのものが取り除かれる。これは当時にあって特別なやり方だったようで、中野は南蛮由来の「栗崎流外科秘伝」と呼んでいる。[112]

この道有の記録に「包茎」という言葉は出てこない。患者の症状は「陰茎皮カブリ」と記されているのみである。

江戸中期の漢方医・香川太仲が一八〇七年に刊行した『一本堂行余医言』にも「包茎」の言葉はない。ただし、「有㆘天生皮包ム㆓陰茎㆒者㆖」、つまり「生まれつき陰茎が皮に包まれている者がある」との記載はある。[113]この「皮包陰茎」という語を省略して「包茎」と太仲が称したのではないかという指摘があるが、[114]太仲自身はこの本で「包茎」の語は使用しておらず、この推察はおそらく当たっていない。

やっと「包茎」の文字が確認できるのは、華岡青洲の医術をカラフルなイラスト入りで弟子が書きとめた『華岡氏治術図識』においてである。数あるほかの病を押しのけて一ページ目に掲載されているのは「包茎」である。[115]「文政之改元」にこれを記したと巻末に述べられており、一八一八年の刊行と考えられる。包茎という言葉はこのころには医学界において使われはじめていたと見てよい。

この書は、包茎手術について詳細に記された日本で最初のものとされる。[116]豊後国（現在の大分県のあたり）の二四歳の僧侶を青洲が手術した話が載っている。僧侶の下半身は、包皮が厚いだけで中身のペニスはほぼなかった。親族が彼を僧侶にしたのはこうした「不具」ゆえであり、親族は「世の廃人」と彼を見なしたのだった。尿が出にくく、陰嚢もむくんで歩行が困難なほどだった。

幼い時からこのようだったが、ここにきてとうとう重症をきたし、哀れな若い僧は師の僧とともに紀伊国（現在の和歌山県のあたり）の青洲を訪ねてきた。青洲は「上皮を剪裁せば必 真茎見はるべし（上皮を切れば、かならず陰茎が見えるだろう）」といって、麻酔をほどこしたうえで手術した。

　すると、陰頭（亀頭）があらわれた。小便も滝や泉のように出て、むくみも取れた。ペニスのサイズが一般男子のそれにいたることはなさそうだったが、若い僧は病が快癒したことを大いに喜んで、「包茎の謗を逃れ又予か世に廃人たるの憂を忘る（包茎であるという非難を逃れ、世の廃人である憂いを忘れた）」といって帰っていった。

　青洲の記録から約一〇年後に刊行されたものに、ドイツ人医師の著書を訳して説明を加えた『黴毒一掃論』（一八二七年ごろ刊と推定）がある。この書物にも「包茎」の文字が見える。[117]

　青洲の弟子の本間玄調の著書『瘍科秘録』（一八四七年）も「包茎」という言葉を使っている。その続編である『続瘍科秘録』（一八五九年）には「包茎」の種類の説明があり、「皮の余りて蒙る」場合と「口の狭して脱ぬ」場合とがあるといっている。現代でいう仮性包茎と真性包茎に相当するものだろう。今でいう陰茎ガンは「包茎翻花瘡」の名で呼ばれ、詳細な手術法が記載されてもいる。[118]

　こうしてみると、一九世紀の前半には、少なくとも一部の医学の専門家のあいだで「包茎」という言葉は広まっていたと考えられる。

　専門家ではないものの本を手にするようなインテリ層のあいだには、一八六〇年代ごろから広まりだしたと考えられる。ヘボンによる和英辞書『和英語林集成』初版（一八六七年）には、「エ

ŌKIYŌ」の見出し語のもとに「ハウキヤウ, 包莖, *n.* Phymosis.」の語釈がある。[119]

ただし、このころから一気に普及したわけでもなく、一八七六年刊のアストンの翻訳書『通俗造化機論』には、「包茎」の二文字が出てきてもおかしくない文脈で、出てこない。「陰茎の勃起するに歪り斜りて一偏に片より交合の際痛を起して快事の行難る」というトラブルを紹介しながら、「皮か筋かの緊縮る」が原因であると述べている。包皮口が狭い場合に生じるトラブルであり、本来なら包茎にともなう症状のひとつとして紹介されるところだが、ここに「包茎」の二文字は見当たらない。

翌年の一八七七年刊のジョルダンの翻訳書『造化秘事』では、しっかりと「包茎」の二文字を確認できる。「時として陰茎の包皮内に血液の侵入するに由て包皮大に張広し亀頭之かために包匿せられ弁別すへからざるに至り包茎と云ふ病徴を発す」。時々、包皮に血液が入って、包皮が大いに拡張し、亀頭が隠れることがある。包茎という病徴である、と述べている。包茎の説明として「血液の侵入」にふれるのはめずらしいのだが、とにかく「包茎」の文字は確認できる。同じころに刊行された『通俗造化機病論』（一八七八年）、『繁殖演義図説』（一八七九年）にも「包茎」は使われている。[120]

しかし、同時代の『通俗男女自衛論』（一八七八年）では「陰茎の外套皮の口極て狭少く剝ことを得ざるもの」の説明で「包茎」の言葉が用いられていなかったり、『造化機論三篇』（一八七九年）では「包茎」の代わりに「蒙混茎」という大和言葉が使われていたりする。[121]

大部の日本語辞書『ことばの泉』一八九八年刊の版に、見出し語として「はう‐きやう」が登場している。漢字表記は「包莖」である。「かは‐かぶり」の語釈に、同義語として「包莖」が出てもいる（足立的な用法からすれば、皮被り＝包茎ではないので、誤解をまねく説明ではある）。日本語辞書を目安とするなら、およそこのころに「包茎」が一定の定着を見たと考えてよい。

包皮の発見

包茎という症状が認知されるからには、包皮の存在も認知されているはずである。近世の解剖学書や医学書に包皮が描き込まれたのはいつごろからなのだろうか。答えを先にいうと、およそ一八二〇年代ごろと考えられる。

日本ではじめての人体解剖にもとづいて著されたという山脇東洋による解剖学書『蔵志』（一七五九年）に包皮の記載はない。内臓など人体内部の記述にフォーカスしているので、体の外側にある包皮への言及がないのもしかたないのかもしれない。かの有名な杉田玄白と前野良沢による『解体新書』（一七七四年）にも、図解・本文ともに包皮の記載はない。これはオランダ語で書かれた底本の『ターヘル・アナトミア』（一七三四年）に記載がなかったものと解釈してよい。宇田川榛斎による一八〇八年刊の人体図『醫範提綱内象銅版図』にも包皮を確認することができない[122]。これも人体内部の話なので、しかたないといえばしかたない。

一八二三年刊の池田冬蔵『解臓図賦』には包皮の語を確認できる。ペニスを輪切りにした断面図があり（図1－4の左図の左下）、つぶれて読みにくいが、右側に「ヨ」という記号がふられたうえ、それが「皮」であることが表記されている。図1－4の左図の右は、ペニスを縦に割った

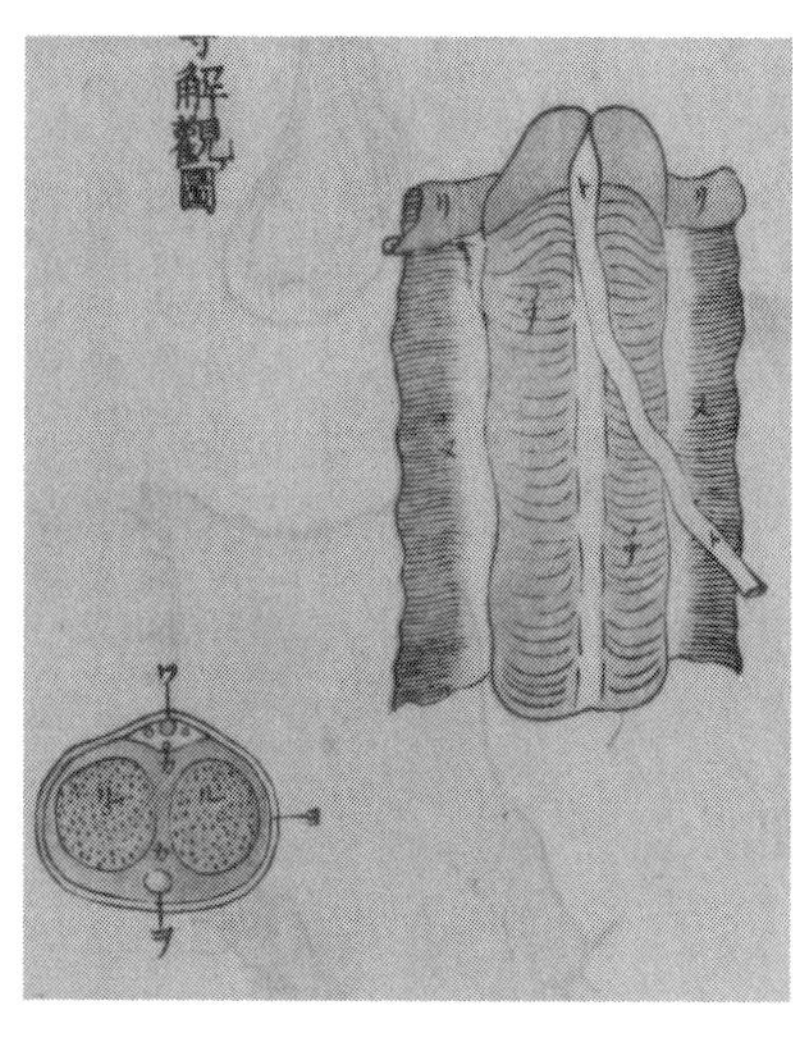

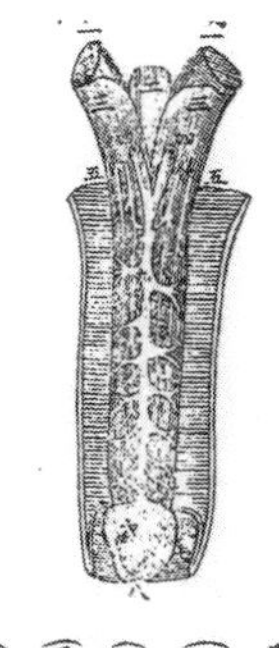

図1－4　（左図）1823年刊の池田冬蔵『解臓図賦』27頁より。左下が陰茎を輪切りにした断面図。つぶれて読みにくいが、右側にある「ヨ」は「皮」と図の上に記載されている。右側は陰茎の縦断面。「リ」は「亀頭帽皮外面」である。（右図）1877年刊のジョルダン著、片山平三郎訳『続 造化秘事 全』2頁より。「（七）包皮」の文字が見える。

図である。これの亀頭付近に「リ」の記号がふられ、「亀頭帽皮外面」の説明がある。管見のかぎり、包皮の存在を図示したものはこれが最初である。

前項で見たように、「包茎」の二文字がはじめて確認できた医学書は一八一八年刊の『華岡氏治術図識』だった。とすると、その少しあとに解剖学書で皮への言及がはじまったということになる。

数冊の蘭書（オランダの書物）を高野長英が訳して編集した一八三二年刊の『西説医原枢要』には本文に「包皮」の言葉を見つけることができる。ペニス全体をおおっているのが総皮であるという説明につづいて、「総皮此所〔亀頭〕に至れは綣縮して亀頭を離れ自ら展伸して其包皮となる。故に亀頭には総皮なし」との記述がある。[123] 綣縮とは縮んで巻き上がることだ。総皮のうち亀頭付近のものを包皮と呼んでいることがわかる。

一八七七年刊の『続 造化秘事全』になると、図解はだいぶ詳細になってくる（図1-4の右の図）。「陰茎の正面」を縦割りにした図解で、図中に書きこまれるかたちで亀頭の右側に「七」の記号があり、「包皮」と示されている。[124]

その後は順調に包皮が解剖図に掲載されつづけたのかというと、そのようなことはなく、包皮を図示する解剖学書や医学書は決して多くはない。ペニスや陰嚢はかならず掲載されており、亀頭はそれに次ぐぐらいの頻度で図示されている。だが、包皮となると、それを図示する書物の割合はぐっと下がる。載っているのはだいぶ親切な本、ということになる。

なぜ、包皮を図示する書物は少ないのだろうか。考えられる第一の理由は、学問が進んでいないため、というものだ。既出のホリック『生殖器新書全』は、ペニスの構造の詳細について、解剖学者といえども最近まで十分には理解していなかったと吐露している。というのも、ペニスがかたちを変えるごとにペニスを解剖することは不可能だからである。たとえば、勃起した状態のペニスを解剖することはできない。そのように、訳注で補足されている。[125]

第二の理由は、図解が勃起時の状況を描いているため、というものだ。真性包茎でないかぎり勃起時には包皮はほぼ見えなくなるので、勃起時のペニスを描いた図解で包皮が示されないのもしかたない、というわけである（これは筆者が実際に受けた指摘だ）。

だが、第一の理由にも第二の理由にも難がある。第一の理由への反論としては、ホリック以降の書はもちろん、解剖学や生理学がさらなる発達をとげたはずの戦後ですら、包皮を図示し、くわしく解説する著者は多くはないことが挙げられる。ホリックは、最近になってからは研究が進んできた、と書いてはいるが、学問が進もうと、包皮の存在は無視されている。

それに、解剖用の死体を勃起させることは可能である。一七世紀オランダの解剖学者レイニール・デ・フラーフは、死体のペニスの血管に液体を注入して、勃起のしくみを研究したという。[126]

第二の理由にかんしては、「図解が勃起時の状況を描いている」という前提がそもそも間違っている。勃起時のペニスを好んで描く解剖学者や医師はほとんどおらず、多くはふだんのままの下垂した状態をチョイスしている（たとえば図1-5の左の図）。だからといって、下垂したペニ

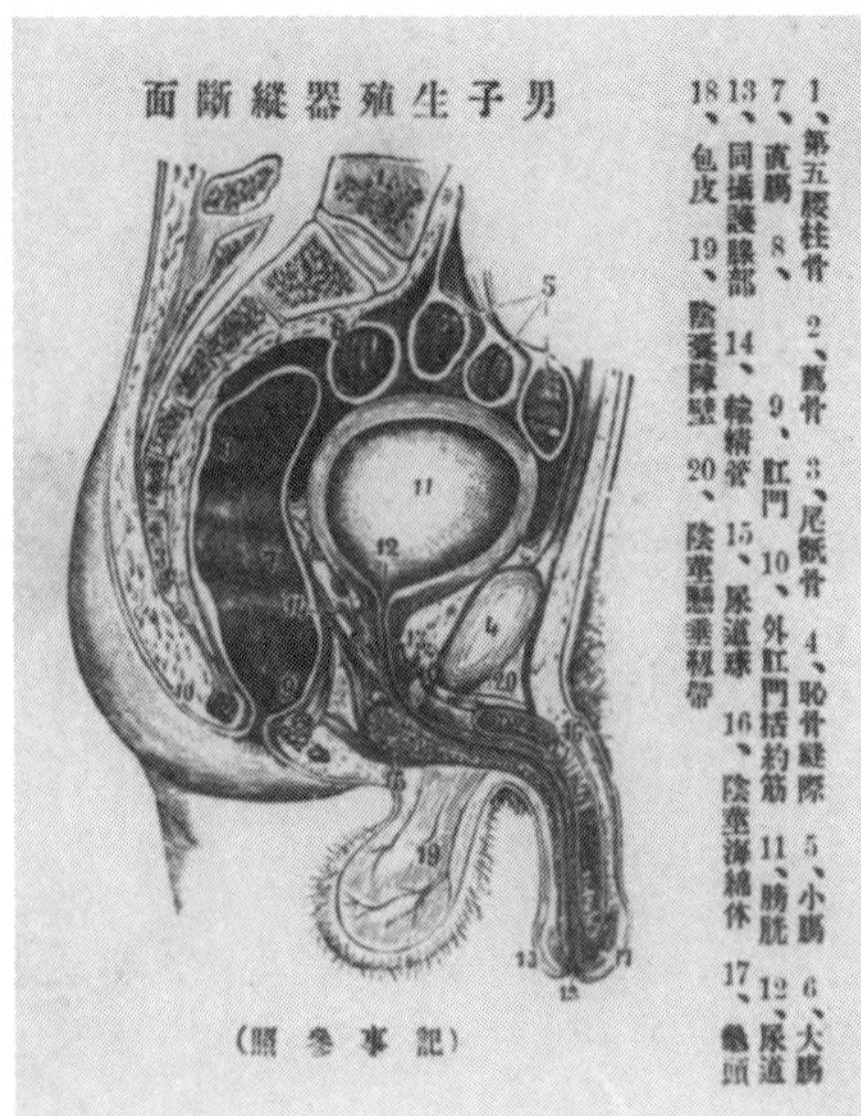

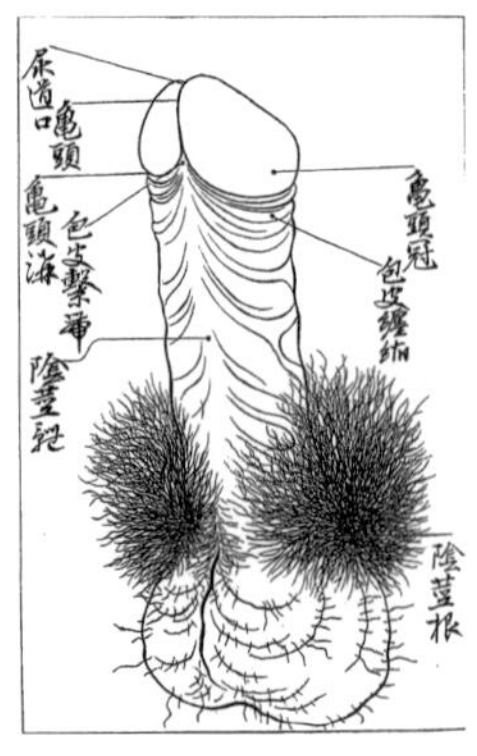

図1－5 （左図）1913年刊の藤本勇『通俗生殖器病療法』口絵より。この例のように図解で描かれる陰茎は多くが下垂している。陰茎の先端の左側、「13」に見えるのが「18」で「包皮」。（右図）1907年刊の大野太衛『漏泄天機』口絵より。亀頭が露出した状態で上向きで描かれている陰茎はめずらしい。「包皮纏縮」は、シワとして表現されている。

スにいつも包皮が描きこまれているわけではないのは、前述のとおりである。

参考までに示した図1－5の右の図は、勃起して亀頭が露出した状態に「包皮纏縮（てんしゅく）」がそえられたもので、なかなかお目にかかれない（一九〇七年）。纏縮とは、縮んでまとわりつくことを意味する。包皮は冠状溝あたりのシワとして描かれているが、こうした表現法もあった。百歩譲って、解剖書や医学書の図解に勃起したペニスがあふれていたとしても、包皮を描く余地はあったといえる。

だとしたら、なぜ包皮は描かれないのか。包皮が軽視されているから。これにつきる。図解における包皮の不在には、人びとの包皮への関心の不在が反映されている。先述のように、包皮の効用をうたう主張があったのは事実である。しかし、それは、包皮を「亀頭を保護すべき自然の一臓器」（足立[127]）として人びとに認知させるほどの力を持たなかった。

この現象はおそらく包茎への偏見と軌を一にする。包皮の保護機能が重視されないために、包皮が重視されず、包茎がうとまれる。保護機能が認められないのは、これを認めると、「感じやすい男」を肯定することになり、それでは女にたいして「男の体面」を保てないと男たちが考えるからではないだろうか。

次章では、感じやすい男が「早漏」の名で嫌われだす戦後について見てみたい。

第2章

包茎手術の商品化

——戦後の混乱期から一九六〇年代まで

1　性器整形ブーム

「見つかった」仮性包茎

敗戦後も一九六〇年代までは、仮性包茎に「やさしい」言説のほうが多い状態がつづく。戦後、性にかんする一般向けの啓蒙書や雑誌記事が数多く出版される。管見のかぎり、一九四六年から六九年に刊行されたこれらの本や記事のうち包茎手術について言及しているのは四五件あった。そのうち、仮性包茎にも手術をすすめているのは六件にすぎない。[1]

とはいえ、小さな変化はあった。とりわけ仮性包茎に着目する記事が一般向けの雑誌に散見されるようになったのである。「仮性包茎か？　いつも早漏気味」、「仮性包茎はそのままで性生活に支障ないか？」というタイトルを冠した記事が掲載され、「半包茎なのですがどんな注意が必要でしょうか？」という質問が相談欄に寄せられた。[2] これまで認知されていなかったものが世間に広く認知されることを「（世間に）見つかった」と表現するネットスラングがあるが、まさに仮性包茎が「見つかった」感がある。

そして、戦前からあった包茎商売にも変化があった。一九六〇年代に性器整形ブームがおとずれたのである。包茎手術はブームをなす商品のひとつだった。図2−1は、当時の男性向けゴシ

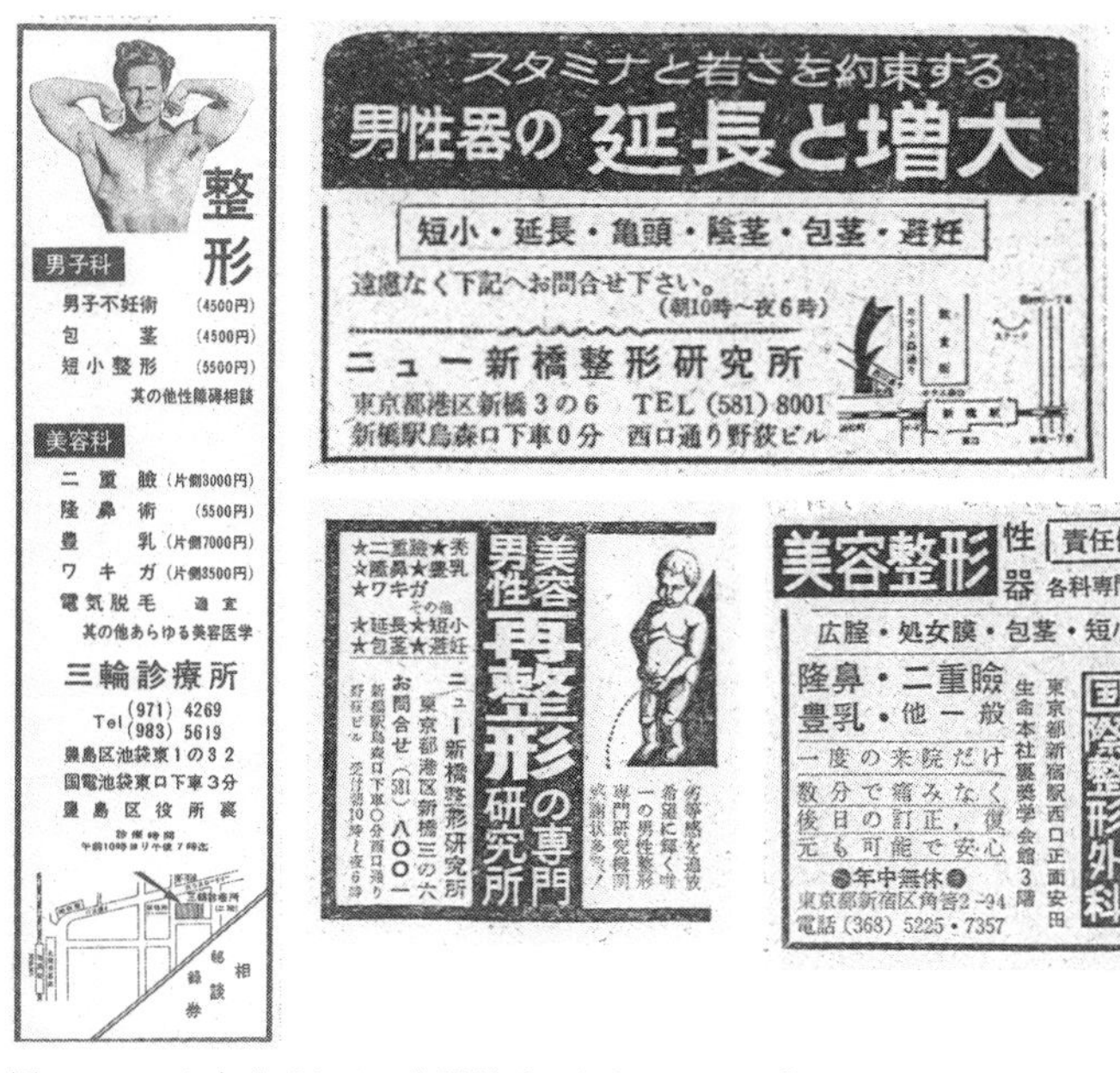

図2−1　1960年代はじめの性器整形の広告。すべて『週刊実話と秘録』より。（左図）1963年4月13日、口絵、（右上図）1963年11月1日、10頁、（右下の左図）1963年9月20日、36頁、（右下の右図）同年11月15日、40頁

ップ誌に掲載された、性器整形を手がける医院の広告である。増大術を意味する「短小」、亀頭整形を意味する「亀頭」などと並んで、包茎手術を意味する「包茎」の文字が見える。一九二〇年代、美容整形としての包茎手術はすでに医療ビジネスの一角を占めつつあったが（第1章第1節）、ブームを受けて、いっそうの発展をとげた。

では、性器整形ブームは、どのような経緯で到来したのだろうか。また、仮性を含む包茎への手術を正当化するロジックとして、どのようなものが動員されたのだろう。この章ではこれらの疑問にせまりたい。

美容整形の流行

性器整形ブームを理解するのに、性器整形の商業化に先立つ顔の美容整形ブームを見のがすことはできない。美容整形医の林熊男は、一九五〇年発表の「美容整形術の現状と批判」という論文の冒頭で、次のように述べている。

> 容貌を形づくり、あるいは化粧をなし、服装を整えることはすでに現代の社会にあつては、他人に対する義務であり、これをゆるがせにするものは、共同生活の責任を重んぜざるものといわれても仕方がない。〔……〕容貌は天賦のものであつて、生来、与えられた造作は、少しも改変するわけにはゆかなかつたのであるが、近代、急速な医学の進歩によつて、贅を去り、欠を補い、

人為的技術によつて、天賦の形態にある種の補修を加えて、美と品位とを向上せしめることができるようになつた。あるいは往々にして全く別人かのように美化する。

この整形施術は一朝一夕の化粧と異なり、一代を通しての化粧的改変であるから、医術の中でも、かなり重大視さるべき科となつてきた。[3]

容貌をかたちづくり、化粧をして、服装を整えることは「他人に対する義務」であると断言している。そのためには、「人為的技術」をもって外見を変更することもいとわない、という精神が見てとれる。「整形施術」が医学のなかで重要な位置を占めるようになっていることも読みとれる。天から授かった外見に手を加えるのがはばかられた時代から、その価値観が崩れようとする時代への転換点がここにある。

整形ブームの風が吹いたのは一九五〇年代半ばだった。一九五五年には、人びとに美容整形をすすめる本が少なくとも四点刊行されている。これだけのまとまった点数が出版された年は、以前にはなかった。[4]

同年には小山いと子による「整形手術」という小説も発表された。清楚でおとなしい戦争未亡人の品子は、ひょんなきっかけで春をひさぐようになる。が、一度来た客は二度と彼女のもとを訪れない。なぜかと案じていたある時、客から「しまり」が悪いのをなじられる。ショックに打ちひしがれる品子。その話を聞いた友人の文代は、彼女に膣の整形をすすめる。文代自身も、モデルの仕事を取るために目の整形をしたのだった。[5] 敗戦の影響がまだ残るなかで、女がひとりで食べていくことの泥臭さを描きつつ、一九五〇年代半ばには人びとにとって整形手術が身近なものになっていたことを伝える作品である。

　新聞の相談欄も美容整形をのぞむ人びとの声でにぎわっていた。一九五〇年代半ばの『読売新聞』の「美容相談」には、顔や身体のさまざまなパーツにまつわる整形手術の相談が寄せられている。高い頬骨を治したい、二重まぶたにしたい、横に広がった鼻を治したい、シワをとりたい、乳房を大きくしたいなど、その悩みは現代人とほとんど変わらない。[6]

　一九五六年の『毎日新聞』は「整形手術大はやり」の見出しで、若い女性のあいだの美容整形熱を報じている。新橋の十仁病院には連日三〇〇人が押しかける。「夏の手術は避けるもの」というのは昔の話で、今は夏休みを利用して手術を受ける女性が多い。「暑さも勝てぬ〝おんな心〟」、「美人になりたい一念は恐ろしいものです」と、記事は彼女たちの奔走ぶりを揶揄する。[7] そうやって外野がバカにしたくなるぐらい彼女たちは熱心であったし、その熱意をすくい取るビジネスとして美容整形が急成長をとげていた。

　この五六年は「もはや戦後ではない」という声が聞かれた年である。最低限の衣食住が満たされて、女たちの美への欲望が爆発したとしても、おかしくはない。

　いっぽう、美容整形の失敗も多かった。一九五八年、東京日比谷で美容外科を開業する某博士が患者の女性からうったえられる。女性が隆鼻術と唇の手術を受けたところ、手術前より顔がみにくなった。同じ医師のもとで再手術をしても悪化するばかりで、「君のような患者ははじめてだ。ノイローゼだよ」と暴言まで吐かれる。そこで一〇〇万円の損害賠償を求めて医師をうったえたのだが、二〇万円の弁償で手打ちになり、女性は訴えを取り下げている。[8]

当時の新聞の美容相談には手術をしたら鼻が曲がってしまったという悩みが、法律相談には整形手術の失敗で損害賠償を取ることができるかという質問が寄せられた。ある青年が医師を脅迫し、指定の場所に大金を持ってこさせて逮捕されたが、そのきっかけは鼻の整形手術の失敗だった。顔のくぼみに悩んでいた女性は、一流の婦人雑誌に広告を出している美容整形外科で脂肪を注入したが、半年たっても腫れがひかない。記者が病院を取材したところ、カルテすら作成していないずさんさだった。[9]

こうした事態を受け、東大医学部教授の三木威勇治によって整形外科の特別診療班として形成外科が作られる。一九五六年のことだった。目的は「巷間の非アカデミックな営利主義的美容外科の犠牲になった患者の救済」である。[10] ちまたの美容整形外科で手術に失敗した患者を再手術によって救おうとしたのである。

一九六七年には、豊胸手術による死亡事件が起こり、「ブームの裏の危険」として美容整形に警鐘を鳴らす談話を東大形成外科の大森清一が新聞に寄せた。日本弁護士連合会が営利本位の美容整形医の取り締まりを強化するよう、厚生大臣などに警告書を出したのは翌々年である。医療法違反などを犯しがちだからである。それだけ美容整形外科で手術を受ける人も、手術の失敗も多かった。[11]

性器整形ブーム

こうした顔や乳房の美容整形のフィーバーぶりが、下半身にまでおよぶのは時間の問題だった。のちに亀頭整形で名をはせる医師の野方重任（のがたしげとう）は、軍医を経て、戦後しばらくは内科医として過ごしていたが、一九五〇年代はじめごろ美容整形医に転身した。機を見るに敏な実業家である兄のすすめであった。一九五八年、整形材料を注入して亀頭を大きくする独自の亀頭整形法を開発する。亀頭整形は大いに話題を呼び、開発からおよそ一〇年のあいだに七千人あまりの手術を手がけることになる。[12]

亀頭整形について、のちに野方は、「ぼく自身が考えたというよりも、患者さんが考えてくるわけです」と語っている。[13]亀頭を大きくしたいと、患者から野方に持ちかけてくるということである。美容整形に奔走する女たちは「美人になりたい一念は恐ろしいものです」と、美への執念を揶揄されたが、なんのことはない。彼女たちと同じくらいの執念深さで、自身のペニスの見ばえをよくしたい男たちがいたのである。

本格的な性器整形ブームが到来するのは一九六〇年代はじめごろと考えられる。「美容整形もセックス面に移行して〝セックス整形ブーム〟をまきおこしている」、「最近、包茎手術に対する関心がわれわれの周囲でもガゼン強くなつてきたことは喜ばしいことだ」という医師の声が聞かれるようになる。[14] のちに、五分で包茎手術をすませられる器機を開発する医師の本庄道太郎は、[15] 鼻を高くしたり乳房を大きくしたりするための材料注入が、「男性の股間の部門」にまで応用されるようになったことに言及しながら、次のようにいう。

昔から「天命をみださないのが人間の道である」とか、「身体髪膚これを父母に受く」といった天命論に、われわれ日本人は支配されてきた。

だが、それらは敗戦をキッカケに完全に消滅したはずだ。だから「劣等感」に悩む人々が自分々々の体を勝手にしてはいかん――という規則もタブーもない。もとより大っぴらに治療する権利がある。〔……〕まして自分で自分のフトコロの金を使うのは勝手だ。だから低いものを高く、小さいものを大きくするのは、何んらやましいことではない。[16]

性器整形時代の幕開けを高らかに宣言する一節である。親から授かった体に手を入れることを正当化するロジックは、さきに引用した林のものと同じである。

のちに包茎医として名をはせる岡和彦が美容整形医から男性器整形の専門医に転身したのも一九六〇年代はじめだった。「あまりに包茎の相談が多いので、一つ男性だけでも救おうじゃないか」という理由だった。[17]

本章の冒頭で示した広告が掲載されたのも、このころである。これを見ると、医院がどんな惹句で男たちの気を引こうとしていたのかがわかる。ニュー新橋整形研究所は「男性器の延長と増大」によって「スタミナと若さを約束する」とアピールする。この研究所の別の広告は、小便小僧のイラストがあしらわれ、男性器整形によって「劣等感を追放」しよう、と読者に呼びかけている。マッチョ男性の写真を載せる三輪診療所が宣伝するのは、手術によってパワフルな男になれますよ、ということである。

これらの広告において包茎手術は、排尿困難などの改善や性病予防を目的としていないのは明らかである。そうではなく、性器の見た目のコンプレックスを改善したり、セックス時の持続力を伸ばしたりといった、対応しなかったからといって命や健康に別条はないことが目的とされていた。

包茎手術の位置づけが、病気治療パラダイムから美容整形パラダイムへと転換しはじめた痕跡をここに見いだすことができる。そのことは、戦前の広告との比較でもわかる。戦前の広告で「包茎」と一緒に並んでいた文字は、「梅毒」「淋病」「痔」という、まごうかたなき病気だった。しかし、一九六〇年代の広告で「包茎」とセットになっているのは「短小」という、とうてい病とはいえない症状であり、ペニスの「延長」、「亀頭」整形といった、性器の見ばえをよくする技術の名前である。なかには「隆鼻」、「二重瞼（ふたえまぶた）」、「豊乳」などの外貌の手術と一緒になっているものもある。[18]

広告からは、当時の包茎手術の値段もわかる。「4500円」である。この値段は高いのか、安いのか。同時代のエッセイで、ある主婦が膣の締まりをよくする手術に支払った三万円が「彼女にとつて目玉のとび出るような大金」だったと描写されている。[19] それからすると、安い部類に入るだろう。

だが、おそらく「4500円」では済まなかっただろう。前出の野方は一九六九年の著書で、保険治療なら数百円で受けられるはずの包茎手術を性器整形医が手がけると、一万五千円から三万円にもなることにおどろいている。[20] 広告では安い価格を提示して客を引き寄せ、来院後にさまざまなオプションをつけて高額な料金を請求する包茎病院の商法が一九九〇年代になってから問題視されたが、当時もそれに類似することがおこなわれていたのかもしれない。

性器整形の失敗

性器整形手術に失敗はなかったのだろうか。当然、あった。一九六一年四月のある夜、新宿の泌尿器科医院の院長が、面談にやってきた男に一〇カ所を刺されて瀕死の重体となった。のちに逮捕されたのは前科歴のある三一歳の行商人だった。

事件の一カ月半前、男は同院で「下腹部の整形手術」を受けた。しかし、その後の具合が思わしくなく、「手術後いたくて仕方がない」と院長に訴える。院長は医学書を見せて、手術に誤りがなかったことを説明した。しかし、男は納得しなかった。「どうみても手術が悪くて一生が台なしになったから医者を刺そう」と思い、浅草でヤナギ刃包丁を買い、同日夜に医院を訪れて犯行におよんだ。[21]

男が受けた手術が包茎手術だったかどうかは報道ではわからない。ただ、後年の座談会で、医師の大慈弥俊英が、手術で皮を切りすぎると勃起時に激痛が走るという話につづけて、「とりすぎたといってドスで刺された先生もあるんです」と語っている。[22] さまざまな包茎談義のうち、手術の失敗で医者が刺されたというエピソードは新宿事件以外に聞かない。大慈弥の発言を考慮すると、おそらく男が受けたのは包茎手術だった可能性が高い。少なくとも性器整形であったのは間違いなく、医師による「あなた!性器整形はちよっと待て」というそのものズバリの題名の記事(一九六二年)で、本件と思われる事件が取り上げられている。[23]

こうしたペニス整形の失敗は多かったらしく、新宿事件は「氷山の一角にすぎない」との慶應病院皮膚泌尿器科の医師の指摘がこの記事で紹介されている。同科では、ちまたの美容整形医院で受けて失敗した手術の「尻ぬぐい」、つまり再手術をしている。統計はとっていないものの、男性器手術の失敗例は最近、目立って増えているという。一九七〇年代はじめのゲイ雑誌『薔薇族』にも、「少し前まではよく失敗したのを見たという男もいる」という証言が載っている。[24]

医師の野方は、「包茎手術後の傷痕」各種をイラスト化し、それぞれについて解説している(図2-2)。右が「陰茎皮膚の背面だけを縫いつまんだために、その両側の皮膚がたるんでいる場合」である。見苦しいし、不潔にもなりやすいという。ひとつとばしてその隣が「ペニスの根部や中部で縫合した場合」である。色が段違いになって感心しない、とされている。一番左が「手術したあとが化膿したとき」である。「見た目に一番みにくく感ずる」と野方は書いている。

さらに、真性包茎の場合、包茎手術をしたからといって亀頭が完全に露出することはほとんどない、ともいう。勃起時に皮がつっぱらないようにするためには、皮に余裕を持たせて切る必要がある。だが、そのように余裕を持たせると、真性の人の亀頭は未発達ゆえ、亀頭が皮に隠れてしまう。日本人のペニスの伸長時と萎縮時の差が大きいために起こることである。[25]

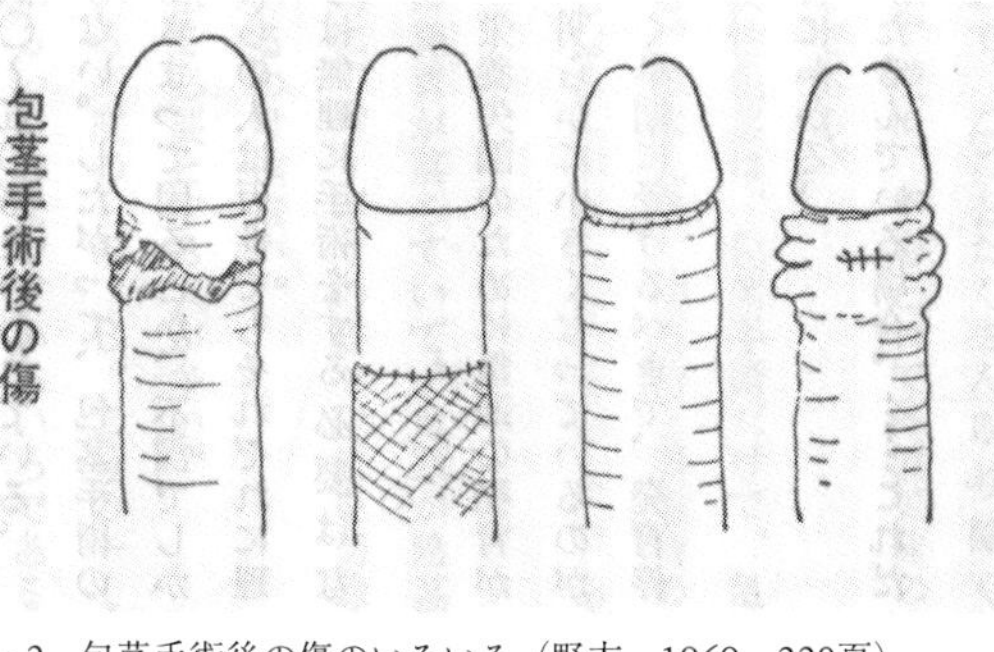

図2－2　包茎手術後の傷のいろいろ（野方、1969、220頁）

股間の手術が思わぬ結果になった男たちの末路は悲惨だ。「あなた！性器整形はちよつと待て」という記事で紹介されている二九歳の保険外交員は、ペニスが小さいのを苦にして銭湯にも行けなかった。この小ささでは結婚できないと思いつめ、整形医院で短小矯正の手術をした。が、手術後、局部から悪臭が漂うようになってしまう。ゆきずりの女性と同衾（どうきん）しようとしては、「あんたのは、とても臭くて気持ちわるい」と尻ごみされ、職場では「悪臭を放つ男」というアダ名をつけられ、文字どおり鼻つまみ者あつかいを受ける。医院に再手術を請うが、「ノイローゼ」と一蹴された。「おれは青春を失つたばかりか、一生不具にされた」とつぶやきながら、この男性は毎晩のように医院の玄関先にたたずんでいる。

二六歳男性もまた、短小を矯正しようと手術を受けたひとりである。上司の娘との結婚を前に、整形医院で整形材料の注入を受けた。するとペニスの中央にヤツガシラのような大きなしこりができてしまった。結婚は取り消され、この男性は憂鬱な独身生活をつづけている。[26]

以上は、しかし、医師からすれば決して「失敗」の部類には入らない。よほどの致命的なミスでないかぎり、医師にとって包茎手術を含むほとんどの性器整形は「成功」である。「ノイローゼ」と男性を一蹴した医師がそうであったし、文献を持ちだしてこの手術が「成功」だったことを男に説明していた新宿事件の院長がそうであった。

だが、患者にとっては違う。「一生が台なしになった」し、「一生不具にされた」。なにをもって「成功」とするのか、手術の結果をめぐる医師と患者の認識のギャップには埋めがたいものがある（この問題については終章でもふれる）。

もっとも、多くの患者は、手術が失敗してもなにも行動を起こさなかったと考えられる。前述の東大形成外科の三木医師は、「整形手術をうける患者は、自分の劣等感から手術に失敗しても医師の責任を追及したがらない」という。別の医師はこの言葉を受けて、「これが劣等意識のもっとも強いセックス整形患者となると文字通り泣き寝入りである」とコメントしている。[27]

せいぜい、転院を繰りかえすのが関の山だっただろう。整形手術に失敗した患者が転院を繰りかえしがちであることを示す例として、包茎手術と増大手術を同時に受けて失敗した男性のことが取り上げられている。[28] ニュー新橋整形研究所が「再手術の専門研究所」と広告しているのは（図2－1）、再手術がビジネスになるくらい失敗も転院も多かったことを物語っている。くだんの患者が手術で失敗したのも広告が出たのも、どちらも一九六〇年代はじめのことである。

2　短小と包茎

包茎手術をすれば大きくなる

こうした失敗例を生みながらも、性器整形としての包茎手術はだんだんと普及していった。では、仮性を含む包茎手術を正当化するロジックとして、どのようなものが動員されたのだろうか。

動員されたのは、基本的に「包茎の害」を解決する、というものだった。当時、挙げられていたのは、①陰萎（いんい）（勃起不全のこと）、性交不完全などの機能障害に陥りやすいこと、②亀頭包皮炎や性病や陰茎ガンなどの病気にかかりやすいこと、③不潔になりやすいこと、④発育不良、短小になりやすいこと、⑤早漏、過敏になりやすいこと、⑥精神的な不調に陥りやすいこと、などだった。「包茎とは関係ない」という反論があることも含め、現代において挙げられるものとあまり変わらない。

このうち、時代を反映していると考えられるのが、④と⑤である。戦前から言及があった⑥は、戦後により詳細に語られるようになった。以下ではこの三つについてくわしく見ておきたい。
まず、「包茎をほうっておくとペニスが育たない、短小になる」という説について見てみる。「包皮のため亀頭の発育が遅れる」、「包茎のため性器が圧迫されて発育不良となり短小と云ふことにな」る、「包茎を放置しますと〔……〕生殖器の発育をさまたげ短小の原因が包茎にある事が多い」といった記述が一九四〇年代末に見られる。[29]

この手の説は、一般男性のあいだでも「常識」となっていたようだ。一九四九年の雑誌の健康相談欄に、ある男性が「誠に恥しい事ですが二十二歳になりますが未だ包茎です」と前置きして、「浴場等で見ると同年輩の人より短小の様です」と質問を送ってきている。すでに質問者のほうで短小の原因として包茎を挙げる思考回路ができあがっている。

とくに注目されているのは亀頭部である。完全包茎や、仮性包茎の重度のものは「亀頭の発育に影響がある」という医師の見解がある。女性とのセックスのさいに膣壁（ちつへき）をいちばん刺激するのは亀頭であるゆえ、亀頭は「大切」という意見もある。「包茎の者は、大切な亀頭が小さく発育が悪いので、たとえ、そのとき自然に包皮が覆転しても充分な満足を与えにくい」といわれている。[30]

したがって、包茎を手術で治せばペニスサイズが増大すると医師たちはいう。手術で増大させることはできないのが「常識」であるといって、増大欲に冷や水を浴びせる医師でさえ、「包茎のために発育が妨げられてる場合」だけは別と考えている。そして、「この手術をやったあとは、大抵はその後の発育がめざましく、数年後会った時には見違えるようなものもあった」という。[31] 別の医師も、短小の原因が包茎にある場合は、治療後、数カ月から一年くらいでペニスが「常人並み」に生育すると手術の効用をうたう。この医師は基本的には、ペニスの発育は二一歳で止まると考えている。だが、二一歳以降でも、中年期にさしかかる前に手術をすれば成長するという。なぜなら、包茎が正常な発育を遅らせていたと解釈されうるからである。[32] 包皮と中身（ペニス）の発達にタイムラグがあるという前提がなければとおらない話であり、その真偽のほどは不明だが、「包茎はペニスの成長を圧迫する」という考えが当時の医学界で支持されていた例である。

男性器整形を得意とする池の端医院は、「逞しき男性となるには」と題された一九六二年のエッセイ調の広告で、既婚女性の三〇パーセント近くが夫とのセックスで満足をおぼえていないとする。その原因のひとつが「男性器の短小」である。短小の性器には包茎が多いのだという。包茎手術をすれば短小が解消され、夫婦生活もうまくいくことを示唆する内容である。

一方、包茎手術が可能にするのは、「ペニスそのものの成長」ではなく、「成長したように見える外貌」にすぎないと述べる医師もいる。「短小者は、一般に、包茎のことが多いので、劣等感は倍加する」という医師は、他の医師たちと同様に包茎の治療をすすめる。しかし、得られる結果は「以前より逞しく生育したように感ぜ
られること」であって（傍点引用者）、ペニスそのものの成長ではない。そして「短小を延長させる方法の絶対的なものはないのです」といいはなつ。[33]

手術がもたらすのは、いくぶんペニスが大きくなったように見せる視覚のマジック以上のものではない、ということである。

敗戦と短小

包茎手術に短小解消が期待された背景として見のがせないのは、敗戦の経験である。もちろん、短小の悩みそのものは戦前からあり、敗戦が短小の悩みを生みだしたといいたいわけではない。そうではなく、すでにあった短小への嫌悪、長大への渇望がいっそう促進された可能性をいいたいのである。

敗戦は日本人男性の精神に暗い影を落としたといわれる。若い女たちは、背が高く経済力もあるアメリカ兵に夢中になり、栄養不足で貧弱な体格をし、金もない日本人男性は、男としてのアイデンティティをいたく傷つけられた。

一九六〇年代半ばから性器へのシリコン注入を開始し、一〇年かけて周囲二一センチ、長さ一五センチの巨根を手に入れた当時五三歳のサラリーマンは、自らの巨根願望の原点を敗戦に求める。「20代前半のいちばんいい時期を戦争にとられて、帰ってくると祖国は荒れ放題。日本の若い女は、米兵にベタベタして、赤線の女は商売っけ丸だしだった」と当時のことを苦々しげに回想する。そして、「フトンのなかで女と一体になりながらいつも思うことは、もっと自分のペニスが大きく、長くなって、女が気が狂うまでヒイヒイいわせたいということばかりだった」と、当時の焼けつくような思いを吐露している。[34]

米兵の愛人である「オンリー」の女性をまじえた文化人男性たちの座談会では、「外人の味」を知った女性とは、どんな美人でも関係しない日本人男性が存在すると報告されている。関係しない理由は、自分の肉体に自信がないからである。「男の道具」について語り合うなかで出てきたものであることから、「肉体」とは端的にペニスのことを指しているだろう。ＧＨＱによる日本占領が終わってまもない一九五三年の記事である。[35]

こうした述懐に、アメリカ人の「大きいモノ」にたいする日本人男性の恨みや劣等感を読みとっても大過ないだろう。巨根男性の場合、自分たちから女を奪った米兵への恨みが巨根構築のベースにある。座談会の発言からは、外国人の大きなペニスに慣れた女性を満足させることなど自分のペニスではとてもできない、という日本人男性の萎縮した気持ちが見てとれる。

他方で、当時、彼らが言挙げしたのは、「先進国」の男性のペニスばかりではなかった。「未開の国」と見なしていた地域の男性のペニスも、その大きさや頑丈さで話題になっている。

たとえば、医師の金子栄寿（えいじゅ）は一九五五年の著書で図2－3のようなイラストを示している。同じ人種の男女の陰茎と膣の容積は一致するといわれており、図のような巨大な陰茎を持つ人種の男性は、「他の人種の女性に対しては、性交不能」であるとの説明がなされている。キャプションは「某アフリカ土人の陰茎」である。[36]

また、包茎手術の器機を開発した前出の本庄医師は、「南方土人」の若者の慣習として、大きな蜂や毛虫を布袋に入れ、そこに亀頭をつっこむ性器強大法を紹介している。蜂や毛虫が亀頭を刺し、転がり回る痛さだが、一夜明ければ「ビール瓶のドテッ腹」なみに腫(は)れあがるしくみである。[37]

じかに自分の目で見たのか、なにかの文献で読んだのか、ソースがまったくはっきりしない。ただ、「こうした常識を逸脱したチン談は、実に南洋土人の独壇場」、「赤道のもと、文明とは全く隔絶したまだまだ手の届かぬ特殊社会」といった言葉づかいから、本庄が原住民をさげすんでいることは明らかである。

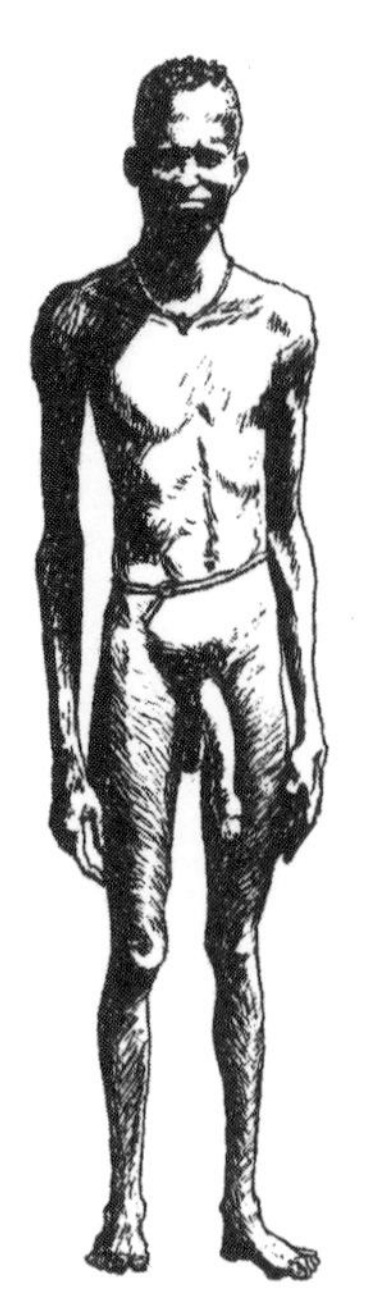

図2－3　1955年の著作に掲載された「某アフリカ土人の陰茎」の図（金子、1955、55頁）

陰茎ナショナリズム

原住民の大きすぎるペニスについて語ることは、アメリカ人の大きなペニスによって傷ついた日本人男性を慰撫する機能を持っていたと考えられる。「日本の女の膣には日本の男のペニスが合っている」、「かならずしも巨根がよいわけではない」と思うことができ、自己の「短小」を肯定的にとらえることができるからである。

一九六〇年代の性にかんする記事には、日本人男性の「短小」を慰めるさまざまな言葉を見つけることができる。たとえば、「アメリカでは、大きいよりも、むしろ小がらのほうが、妻にとって好都合だとの説さえでている」と、ある医師が夫婦雑誌で述べている。結婚したばかりの時期に妻が処女である場合、夫のペニスが大きすぎると妻の膣壁が傷つく。あるいは、妻が痛みを感じ、冷感症になることも稀ではないという。[38]

別の医師も、「むしろ短小さに優越感を感じていいのです」といい、増大手術でペニスを太くして結婚に入るのは間違ったことであり、未婚男子が施術を受けるのは考えものだと述べている。[39]長大より短小のほうがじつはすぐれているという言葉は、日本人男性の自尊心を大いにくすぐったであろう。

短小を慰めるために、性科学者の高橋鐵が持ち出すのは「膨張係数」という概念である。これは平常時のペニスサイズが勃起時にどのくらい膨張するのかを示す数値である。高橋によれば、欧米人は一・五倍だが、日本人は一・七倍から二倍になる。したがって、心配はないという。日本人のペニスサイズは平常時こそ欧米人に劣るが、勃起した時の大きさは欧米人にひけをとらないので自信を持て、というのである。[40]

同じことを、六〇年代の性器整形ブームの牽引者のひとりである医師の野方は「膨張率」と表現している。平常時は外国人のペニスのほうが立派に思われるが、勃起をすれば彼我の相違はあまりない。むしろ、ふだんは小さいが、用のある時に「怒れるように」勃起するほうが、膨張率のよさから「きりりっと」しまって味がよいとされている、という。「きりりっとしまって」というのは硬い、ということだろう。日本人のペニスは「世界へ出して見劣りするものではない」と、[41]品評会にでも出すかのような意気込みようである。

大きさでは負けるかもしれないが、膨張率や硬さでは負けない。先の高橋・野方にかぎらず、欧米人と日本人のペニスを比較する人びとが取るのは、だいたいこのロジックである。[42]彼らのように、自民族と他民族のペニスを比較しつつ自民族の優越性を確認する思想を「陰茎ナショナリズム」と名づけたい。この思想は、「土人」のペニスをさげすむ本庄医師のような発言の通奏低音ともなっている。[43]

アメリカ人のペニスと比較しては萎縮し、原住民のペニスと比較しては慰められながら、戦後の日本人男性は「適度なサイズの巨根へのあこがれ」を育てていった。それはペニスを介した「日本人アイデンティティ」の醸成でもあった。

3　早漏と包茎

早漏の問題化、夫婦間性行動のエロス化

次に、「包茎であると早漏、過敏になる」という説について見てみる。戦後の早い時期に包茎との関連で早漏に言及したのは松本寛（ひろし）の『幸福なる結婚』（一九四八年）である。「早漏」という語こそ使っていないが、包茎の男性は、つねに亀頭が包皮に包まれているため敏感になっており、すぐに射精しがちなので、勃起が維持できず、女性側の性的快感が少ないといっている。[44]

包茎者は亀頭が敏感であるゆえに十分な「官能生活」を持つことがむずかしいとし、包茎者は早漏ゆえに「女性に性的満足を与えることが困難」だと強調する意見、早漏を問題視する文脈で「男女双方の幸福のために」包茎手術をすすめる意見、包茎の者が早漏とはかぎらないとしつつも、やはり包茎手術をすすめる意見もある。[45]

戦後、包茎と早漏がセットで取りざたされた背景には、「夫婦間性行動のエロス化」があった。夫婦間性行動のエロス化とは、社会学者の赤川学によれば、「夫婦関係と「家庭」を性欲とセックスに満ち溢れた空間として構想する発想と、それに基づいて構成される現実」のことである。この発想のもとでは、セックスの準備行為（愛撫・ペッティング）が重視され、男女のオーガズムの一致がのぞましい価値として語られる。そして、女性のオーガズムをコントロールする「責任」が男性に課される。[46]

戦後、ヴァン・デ・ヴェルデ『完全なる結婚』（一九四六年）がヒットしたが、これも夫婦間性行動をエロス化するものである。次いで『幸福なる夫婦』（一九四六年）、『幸福なる結婚生活』（一九四七年）、『完全なる性愛』（一九四八年）といった類書がつづいた。[47] 雑誌『夫婦生活』をはじめ、夫婦間の性をテーマとするカストリ雑誌が多数刊行されたのもこのころである。

ありていにいえば、男性は自分だけ先にイってはいけない、女性に快楽を「与え」なければならない、という規範が、戦後をむかえてあちこちに拡散したのである。

この規範は、ただ唱えられただけではなく、それなりに実行されたようだ。安田一郎『日本人の性行動』に興味深い調査結果が出ている。安田は、戦争中の一九四一〜三年に結婚した女性と、敗戦後の一九四七〜九年に結婚した女性のオーガズム経験率を比較する。すると前者は約八五％、後者は九八％で、統計的に有意な差があった。[48] 戦後の夫は、自分だけ先にイってはいけないというルールを順守し、妻に快楽を「与えた」のである。

そうした規範が言説空間を支配し、実行されるなかで、感じやすく、射精しやすい早漏が敵視されたのも当然だった。美容整形医院の銀座東一診療所は読者からの質問に答える形式の広告に、二一歳の若妻からの訴えを紹介する。「友達などは、夜がとても楽しいというのですが、私は少しもそんなことを感じません。本など読むと愛情時間が長ければ長いほどよいといいますが、夫は一分くらいで終えてさっさと寝てしまいます」。その訴えは「それに夫はいわゆる包茎です」とつづく。

この相談が本物の投稿であったかどうか、わからない。が、ここに早漏と包茎を結びつける発想があるのはたしかである。回答のほうは、包茎の人は亀頭部が包皮で包まれているため敏感になるだけでなく、不潔にもなりやすいので、「将来のためには手術をしておく事が肝要」というものだった[49]。

当時、数多く刊行された夫婦生活の手引きにも、同様のことが書かれている。多くは、早漏になってしまうから手術しておきなさい、とシンプルに助言するのみだが、西島実『初夜の性の作法』（一九五九年）は、一歩ふみこんで「妻のよろめき」を持ち出す。「よろめき」とは既婚女性が夫以外の男性に魅かれることで、当時流行した言葉である。

包茎夫とのセックスが一分ほどで終わっても、新婚当初は「性生活とはこんなもの」ぐらいにしか妻は思わない。が、次第に不満を持つようになり、妻は夫の早漏の原因は性器短小のせいと思い込んでしまう。やがて、「うちの人、皮かむりなのよ、妾、ちっともよくないの……」などと、つい、婦人会の旅行やクラス会などで親しい女友だちに語るようになる。性生活のことを第三者に公言するようになると、もはや「危険」である。チャンスさえあれば、「よろめく」こともありえる。

もちろん、そうならないこともあるが、夫が包茎の場合はよろめきにたいしてあまり強力な阻止力はない。なぜかというと、夫が包茎だと、「女房が浮気するのは、亭主が包茎ではねエ――」といって第三者が是認する傾向があるからである。西島にいわせれば、包茎の夫は「決定的な弱点」を妻に露呈しているも同然である。大きさやその他のかたちであればごまかすことができるが、包茎ばかりは一目瞭然であり、隠しようがないからだ[50]。

包茎の夫は、妻に浮気をされても周囲から同情すらされない。なかなか残酷な話である。包茎同様、短小もごまかしようがないと思われるが、この本ではそうなっていない。西島の論理でいえば、ペニス界のいわば最下層カーストが包茎であることになる。

繰りかえすが、早漏が迫害される背景には、夫だけ先にイってはいけない、妻に快楽を「与え」なければならないという規範の浸透があった。このことは、別の角度からいえば、早漏が夫婦間性交のエロス化以降の「作られた病」であることを示している。女性より先に男性が快楽に達することがとくに問題視されなかった時代には、早漏もまた問題になりえなかったからである。

だが、規範の浸透によって、早漏は「病」となった。英国の作家ストープスが早漏を「文明病」と呼んだのは、おそらくこのあたりをふまえてのことである[51]。早漏は、社会の変化によってもたらされた病である、という含意がここにはある。

「早漏」は定義不可能

ここで見落としてはならないのは、何をもって早漏とするか、客観的な指標を示しながら議論している論者があまりに少ないことである。早漏とは、女性が快感をおぼえるまで勃起を維持できない状態をいうのであった。だが、いったい持続時間がどのくらいあれば、早漏の汚名を返上できるのであろうか。不思議なことに、そこに切り込む者はほとんどいない。

かろうじてこの件にふれているのが、一九五五年刊の『男女強精の医学』である。早漏とはどの程度の時間を限界とするのか、男性がオルガスムスに達するまでの決まった時間というものがあるのか、という問いを立てている。

その答えは、「人種、教養、環境、年齢、経験などの条件で個々の場合異る」という、はなはだ歯切れの悪いものであった。達するまでの時間は平均三分という研究もあれば、一〇分、一五分という研究もある。教育程度の低い男性はできるだけ早くオルガスムスに達しようとし、上流階級の男性はオルガスムスを遅らせようとする違いはあるが、男性全体の四分の三は平均二分以内という海外の調査結果を紹介してもいる。日本人の場合も二分から一五分のあいだに入るという。

この書では、同一人物が早漏になったり、そうでなかったりすることにもふれている。長いことセックスを抑制していた場合は早く射精してしまう傾向がある。こうした場合、一時的なものなら、かならずしも病的とはいえないという。

結局、「所要時間に一定の基準がないように、どの程度の早漏からが治療の対象になるかという限界も、はなはだむずかしい」というのがここでの結論である。[52] 病的な早漏は何分未満をいうのか、客観的な定義を示すことはできないのである。

さらに付け加えれば、早漏であるか否かは、相手があって決まることでもある。たとえば持続時間が二分の男性がいるとして、相手の女性もまた二分でオーガズムに達するのであれば、その男性は早漏ではない。だが、同じ男性が、一〇分をかけなければオーガズムに達しない女性を相手にすれば、彼は早漏となる。

このように、早漏はきわめて状況依存的な——時と場合によって「発症」したり、しなかったりする——症状である。だが、そのことに自覚的な医師はあまりに少なかった。多くは、単純に包茎と早漏を結びつけ、男性たちの危機感をあおりたてた。

ちなみに、日本を代表する小児泌尿器科医が集まった二〇〇三年の座談会では、包茎は早漏の原因にならないという結論に達している。性科学全書などでも学問的な根拠は示されていない、美容形成の宣伝がひとり歩きしているのではないか、米国では環状切除をしたためにかえって早漏になることが指摘されている、などの発言がなされている。[53]

デリケートな亀頭、包皮という保護膜

早漏を防ぐために包茎手術せよ、という言説に反対するものも、わずかではあるが存在していたことも指摘しておく。これらが着目するのは、亀頭を保護する包皮の機能である。戦前にもあったこの包皮観は、戦後も絶えてはいなかった。

医師の馬島僴は、巷間いわれているような、亀頭を露出して刺激に慣れさせろという議論に賛成しない。表皮が薄く、血管と神経が集中した「甚だデリケートな敏感な場処」として亀頭を位置づけたうえで、外皮でおおい、保護しておくことが有益であるとしている。[54]

「デリケート」という言葉が用いられる亀頭の描写は、男性身体のイメージを一変させる。馬島のひそみにならっていえば、他の医師たちが亀頭を剝きだしにして外の刺激に慣れさせろと口う

るさくいうのは、亀頭が、人為的に刺激に慣れさせなければならないくらい、生来的にデリケートな造りになっているからこそなのだ。

生来的にデリケートで、すぐイってしまうのが男性身体なのだとすれば[55]、すぐイって、すぐ終わるのが本来のセックスのあり方なのではと思えてくる。だとすれば、絶頂に達するタイミングを女性に合わせなければならず、男性が女性に快楽を「与え」なければならない奉仕型のセックスのありようは、男性の生理にずいぶんと反していることになる。それでも男性がすぐイくことを嫌うのは、女性側のリクエストもあるだろうが、「女が気が狂うまでヒイヒイいわせたい」（前出の巨根男性）、「セックスによって相手を征服し、そのことで自分の存在を証明したい[56]」という欲望があるからだろう。

包皮はあってしかるべきという観点がわずかながらも存在したことをふまえつつ、改めて当時の文献に目を凝らしてみると、すべての文献が「包茎は早漏の原因である」と書いているわけでないことに気づく。戦後すぐに著された竹内虎勇『新性典』は、男性器をめぐるトラブルのひとつに「早漏」を挙げているが、その原因とされているのは「神経障碍」や「射精機能の失調」であって、包茎にはふれられていない[57]。

レイナー夫妻による『結婚入門』（一九五九年）でも早漏の話題が取り上げられているが、包茎を要因とする記述はない。経験のない夫、とくに若い夫は時として早漏になるとか、経験をつんだ夫でも、緊張している場合や、長い禁欲のあとなどには早漏になることがある、と述べられているだけである。[58]

しかしながら、亀頭のデリケートさをそのままにしながら、保護膜としての包皮の重要性をうったえる馬島的な主張は力を持たなかった。「亀頭は剝きだしにして早漏を予防せよ、そのために包茎は手術せよ」という主張が基調路線となっていったのが、敗戦後から一九六〇年代にかけての状況だった。

4　精神衛生と包茎

神経衰弱と包茎

「包茎であると、精神的な不調に陥りやすい」という言説は戦前からあったが、戦後によりくわしく語られるようになり、特定のパーソナリティに結びつけられることもあった。

ある医師は一般向けの啓蒙書で、包茎が「性的神経衰弱」の原因になることがあると書いている。[59] 神経衰弱とは、ノイローゼともいい、注意集中困難、疲労感、焦燥感などのさまざまな自覚症状をおぼえる状態のことである。今ならストレスといい換えられるだろう。

包茎者はオナニーをしやすく、またオナニーで包茎になるという考えを持つ医師は、ある青年の例を持ち出している。オナニーによって包皮に傷をつけたため、包皮炎をおこして、淋病や下(げ)

疳を思わせるほどの膿を流出し、自分は性病になったと誤解したゆえに神経衰弱になり、きわめて怠惰な人間になってしまった。風が吹けば桶屋が儲かるなみの迂遠な話ではあるが、包茎を原因とした神経衰弱のために、のぞましくない結果にいたった事例である。[60]

包茎が神経衰弱をまねくという説は人口に膾炙した。心理学者の中村古峡が主催する雑誌に質問をよこしてきた青年は、包茎と神経衰弱には関係があると多くの著書に書いてある、と前置きし、そのうえで、自らの神経衰弱の原因は包茎ではないかと質問している。この青年は、不眠や眼精疲労や飛蚊症などに悩まされ、火をおそれるあまり外出時に何回ももどっては火鉢を見直し、記憶が不明瞭で鍵をかけたかどうかも何度もたしかめる、という症状に陥っていた。

中村の回答は、包茎は決して神経衰弱の原因にはならない、というものだった。もしそんなことを著書に書いていたり、患者にいいふらしたりしていたなら、その医者は神経衰弱にかんして無知か、インチキであると断定してよい、という。[61]

中村はこのようにいうが、神経衰弱の原因は包茎にあると自己診断し、包茎手術を受ける者は少なくなかった。ある泌尿器科医は、包茎手術の理由として多いもののひとつに「性的神経衰弱」があると報告している。[62]

子どもっぽさと包茎

「包茎の者は子どもっぽい」と指摘する者もいた。包茎者は精神年齢が低く、人にだまされやすい。「丸くとも一角（ひとかど）あれや人心（ひとごころ）」という警句にいうところの「毅然とした一角」がない。鼻っ柱が強いわりに人情にもろい面もある。人がいいから、簡単に他人の保証人になったりして、経済的に妻子を困らせるケースも見受けられる[63]——と、さんざんないわれようである。

包茎者の子どもっぽさは、前出の性科学者・高橋鐵も指摘するところである。異常性格者の性格には、包茎がおどろくほど影響を与えていると高橋はいう。すべてとはいえないが、未婚の包茎者には、性力（リビドー）に乏しい未成熟者、異性恐怖症者、病的無欲者、赤面恐怖、外出恐怖、対人恐怖、厭人（えんじん）・自己籠居（ろうきょ）などの変人が多いという。この症状を、「広い意味の幼児症Infantilism」と高橋は名づける。[64]

包茎が子どもっぽさと関連づけられるのはなぜか。高橋は、解剖学の権威・足立の論文を引きながら、亀頭をわざと露出させる風習に言及する。高橋によれば、これは若者が大人に拮抗しようとしておこなうものである。しかし、性心理的に「コドモ」である者は、大人に拮抗しようとせず、亀頭露出もしようとしない。ゆえに、性器短小や包茎にとどまっている場合が少なくない。[65]多少、言葉をおぎないつつまとめると、これが高橋の理由づけである。

高橋のいう包茎には、皮被り程度の者も含まれた。ということは、男性の大多数を意味するのであって、「幼児症の要因は男性であることだ」といっているのに等しく、包茎が本当に要因として効いているか疑わしい。

不良少年と包茎

しかし、高橋はこの手の議論を好んだ。子どもっぽさのほかにも、「同性愛」や「不良」といった、当時、逸脱と見なされていた状態と包茎とを関連させている。

高橋は、「病的な同性愛者」数名を診断したさい、包茎が多いことに気づいた。そんな折、慶應大学医学部精神科が上野の男娼を対象におこなった調査報告を目にした。そこには彼らを裸にした写真が掲載されており、それを見た高橋は、「分析上の推理」が正しかったことを確認したという。[66]

「不良少年」や「囚人」にも包茎や短小が多い。それは、彼らが性器の劣等感を持っているゆえであると高橋は説明する。少年は性器について悩むものである。「自分のが短小過ぎるのではなかろうか」とか、「いつまでも包茎気味なのははずかしい」などと感じると、性器の劣等感が生じる。この劣等感をおぎなうべく、かえって「荒ッぽい」行動にでて、グレやすくなるのだという。最近の研究によれば、囚人には包茎、半包茎、陰茎短小、睾丸(こうがん)未成熟などの者が多い、と高橋はつけ加える。[67]

かなり乱暴な議論である。ある層に包茎が多いというためには、多くのサンプルを採集したうえで他の層と比較することが必要である。数名の診断や裸体写真だけで「しかじかの層には包茎が多い」ということはできない。高橋が挙げる囚人の研究は未確認だが、正当な手続きを経たうえでの議論なのかどうかは文中で明らかにされていない。

さらに、別の発言との齟齬も気になる。高橋は、対人恐怖や外出恐怖、自己籠居に包茎が多いと書いていた。いわば、恥ずかしがり、ひきこもりの人に包茎が多いといっていたわけで、この人たちが「荒ッぽい」行動をする不良少年や囚人とかさなるとは思えない。

信憑性の薄い議論だが、しかし、不良と包茎を結びつけるこうした議論は高橋以外の論者もしている。だいぶ時代が下った一九八二年、医師の山中秀男が「包茎手術で校内暴力も根絶!?」という記事を書いている。ある生徒の校内暴力の原因は包茎にあるとにらんだ中学教師が彼に手術を受けさせたところ、暴力がぴたりとやんだという内容である。彼は「性器劣等感」にさいなまれ、暴れていたのだった。

包茎と不良を結びつける議論は、じつはそれほど多くはない。[68] とはいえ、包茎を「マザコン」や「ネクラ」などと結びつける主張であれば、一九七〇年代から九〇年代に頻出する。包茎が特定のパーソナリティを生むという思考の形式そのものは、一九六〇年代までの議論においてすでに用意されていたといえる。

5　包茎の「常識」のリニューアル

結婚は包茎を治さない

戦後から一九六〇年代までのあいだには、戦前には「常識」であった包茎にまつわることがらが否定され、リニューアルされる事態も起こっていた。

そのひとつが、「結婚によって包茎が治る」という説である。前章で述べたように、一九三六年に陶と徐が主張していた。未婚者と既婚者の包茎の比率を比較したところ、未婚者のほうに包茎が多かったというデータにもとづいてのことである。

この説は、陶・徐が論文を発表する以前にすでに広まっていたようだ。おそらく一九一〇年代に子ども期を過ごしたと思われる青年は、大人のペニスを見て「じぶんも脱皮させせんともてあそんだ」ことがあるが、「脱皮は性交の結果ときいていた」と証言している。[69]

別の男性は、相当な年齢になるまで、自然と反転してくる包皮をわざわざ亀頭にかぶせていた。その理由は、子どものペニスが成人のように「脱皮」するのは初交によってだと思っていたためである。結婚前に脱皮していたのではまずいと皮をもどしていたのだった。[70]

医師のなかにも、戦後しばらくは「結婚によって包茎が治る」という説を支持する者がいた。包茎を「年頃になつても、亦結婚して性生活を営むようになつても翻転しない」状態を指すと説明する者がいる。[71] 逆にいえば、結婚して性生活をいとなむことにより、包茎は治るということである。

だが、この説はほぼ同時代に否定されている。「結婚して異性に接するようになると自然と脱開する」という説は「誤りである」と高橋鐵が明確に述べている。持ちだされる証拠は、「外人では妻帯者でも包茎が多い」という、考えてみれば至極当然のことであった。[72]

前述の池の端医院も否定派である。異性と肉体関係をむすぶと自然に皮がめくれると聞いていた包茎男性が、結婚して三カ月経ってもいっこうによくならないと悩んでいるのを取り上げ、「誰かがフザけて悪知恵を授けたのでしょうが、とにかくこういつて相談に来た患者がありました。〝メクラ蛇に怖じず〟とはこんなことをいうのでしょうか」と真っ向から否定している。そして、包皮の反転とセックス経験とには関係がないことを説明している。[73]

包茎は童貞の証ではない

結婚によって包茎が治るという「常識」が流通していた言説空間では、「だとすれば、包茎は童貞の証拠である」という論も成立していた。前出の心理学者の中村古峡は、さきの神経衰弱の青年の質問にたいして、包茎はむしろ青年男子が「まだ童貞を守つてゐると云ふ尊いシンボル」にもなるから、そのまま包茎を「自重保持」しておいてよろしい、と答えている。童貞がまだ美徳とされていたころのものだ。そのように助言する中村は、「他日結婚して異性に接するやうになると、自然と脱開します」という説の持ち主である。[74]

結婚＝包茎治療説を否定する高橋は、「包茎は童貞の証である」という説も否定する。中村の先の言葉を一刀両断し、「童貞者でも包茎でない人は多いではないか」と、やはり至極当然のことをいう。[75]

「包茎は童貞の証である」という説はどのくらいの時代まで残っていたのだろうか。一九五九年の性教育読本に、包茎は、「何も童貞であるという証拠にはなりません。そういうことは関係ないのです」という一節がある。[76] わざわざ「包茎＝童貞の証拠」説を持ちだして否定してみせるところに、まだその説を信じていた者がいたことがうかがえる。

その後、「包茎は童貞の証」とか、「結婚によって包茎が治る」と大真面目に主張する論者はほとんど見られなくなる。[77] これらの説は一九六〇年代までにほぼ駆逐されたと見てよいだろう。結婚と包茎をめぐる戦前の「常識」は、戦後一五年ほどのあいだにリニューアルされたのである。

オナニーは包茎をまねかない

リニューアルされた「常識」として「オナニーは包茎をまねく」というものもあった。すでに見たように、戦前には、都市化によって精神の純粋性を失った青年たちがオナニーをするようになり、包皮が伸びた、といった説明がなされた。

だが、戦後になると、その「常識」は否定されるようになる。一九四九年の新聞の健康相談欄に、「悪癖」のためか二〇歳になっても包茎で悩んでいるという相談が寄せられた。回答者の医師は、「悪癖の結果包茎になるということはありません」とストレートに否定している。[78]

同じ年に性科学者の高橋も、オナニーは包茎や短小などの原因にはならない、と明言している。むしろ、オナニーをすることで「労作肥大の法則」にそって性器が発達するのだという。「労作肥大の法則」とは耳慣れない言葉だが、ペニスに刺激を与えれば与えるほどサイズが大きくなるという意味だろう。度が過ぎれば勃起不全などになるとされているものの、オナニーを包茎の要因とする説を正面から否定する内容だ。[79]

一九六〇年代末には、むしろオナニーによって真性包茎がなくなるという説が登場する。亀頭整形医の野方が述べている。方法いかんでは包皮が伸びてしまい、仮性包茎になりやすいきらいはあるにしても、真性包茎のままでいる人は少なくなるという。一九八〇年代になると、無条件に「ペニスの発育のためには手淫をした方が良い」というようになる。[80]

一方、オナニーが包茎をまねくという説を戦前とは別のロジックで唱える者もいた。秋山正美（まさみ）『ひとりぼっちの性生活』（一九六六年）は、男性のオナニーのやりかたを写真つきで微に入り細に入り解説した書である。このなかで秋山は、亀頭に皮をかぶせたまま皮を上下するオナニーの方法をすすめている。これだと性交に近い感覚が得られるうえ、衛生的によいのだという。だが、この方法にはデメリットもある。「自分が満足に達することができるのは包茎であるおかげだ」と思い込んでしまい、包皮が自然に後退し、亀頭が露出することに恐れを感じるようになるというのである。[81]こうした精神の作用によって包茎にとどまってしまう、と指摘する。

戦前の論者は、オナニーによって物理的に包皮が伸ばされるから包茎になると危惧した。だが秋山は、包皮を使ったオナニーが気持ちよすぎて亀頭露出に恐れを抱くという、オナニーがまねく精神状態に着目している。ただ、こうした議論はとてもめずらしい。

オナニー＝包茎原因論はその後も完全に消滅したわけではない。が、方法によっては包茎になる、というように、緩和されたいい方に変化している。[82] 大局的には、オナニーと包茎とは無関係、あるいは包茎治療にむしろよいとする説が基調路線となったといってよい。一九九四年の青年誌に掲載された医師監修の記事には、仮性包茎はきちんと皮をむいてオナニーすれば「剝け癖」がつくと書かれている。「オナニーこそ、包茎を克服するための特効薬なんだ!!」という言葉もある。[83]

このことはおそらく、オナニーが罪悪視されなくなったことと関係がある。文明化のもと青年たちがオナニーをするようになり、包皮が伸びたという説が大真面目に支持されていた一九三〇〜四〇年代（第1章第3節）とは知の枠組み（エピステーメ）が変わったのである。

このように戦後の混乱期から六〇年代にかけて、包茎手術は、男性の巨根願望や早漏へのおそれと結びつきながら市民権を得ていった。巨根願望は敗戦を、早漏へのおそれは夫婦間性行動のエロス化を背景としていた。男が男であることを確認する場は、戦場からベッドへと移行した。取っ組み合うべき相手は、鬼畜米英から女になった。

男の欲望や恐怖心をあおりながら商品として確立された包茎手術は、一九七〇年代以降、さらに普及していくことになる。それにともない、包茎言説において「女」がこれまで以上に存在感を増してくる。次章ではその様子を見てみたい。

第3章

青年と包茎——一九七〇年代から九〇年代まで

1　仮性も手術が必要論

タイアップ記事の王国

一九七〇年代以降、包茎言説の主戦場は『平凡パンチ』、『週刊プレイボーイ』、『ホットドッグ・プレス』、『ポパイ』、『スコラ』といった青年誌に移る。各誌はそれぞれ毛色が違うが、いずれもセックス情報を掲載し、当時の青年たちによく読まれた点では変わりがない。

包茎記事が確認できる一九七一年から、若者の性文化に影響を与えたといわれる『ホットドッグ・プレス』が廃刊された二〇〇四年をとりあえずの一区切りとすると、その間、包茎にかんする記事がもっとも多く掲載されたのは一九八五年であった[1]。図3－1は、包茎記事の件数の推移を示したものである。七〇年代半ばまで三件を超えなかった記事は、八五年に急増する。その後、九一年から九七年は五～八件で推移し、その後、漸減していく。減少の原因は、インターネットの普及にともなって、プロモーションの主戦場が雑誌からネットに移ったことにあるだろう。

「だとしたら、ネット記事を調査しないと意味がないのでは」という意見があるかもしれない。本書はそうは考えない。今日、ネットで見かける包茎言説のほとんどは一九八〇・九〇年代の雑誌のそれと同じである。当時の雑誌記事を振りかえることで、現在流通している言説の構造を理

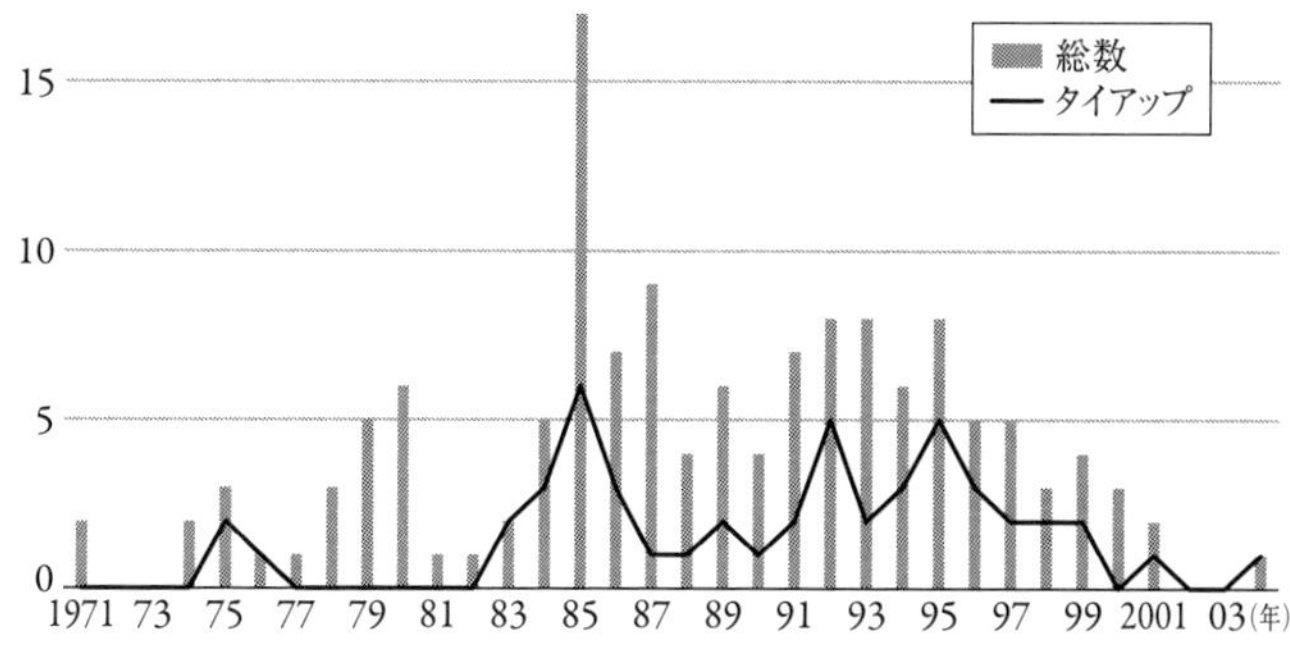

図3－1　青年誌における包茎記事件数の推移（1971 ～ 2004年）　単位：件

解できるはずだ。[2]

まず大前提として理解しておきたいのは、青年誌に掲載された包茎記事の少なからずが、ふつうの記事に見えてじつは広告である「タイアップ記事」だったことである。今の言葉でいうところのステマ広告である。商品を紹介する純粋な記事と思いきや、その裏では商品やサービスを売りたいスポンサーから書き手にお金がわたっている。広告だから、読者がアクセスできるようにクリニックの住所または電話番号、もしくはその両方が掲載されている。その条件に当てはまるのは、全記事一三九件のうち五〇件であり、およそ三分の一強である。[3]

タイアップ記事が本質的には広告であることを示す指標は、文章そのものにもある。『スコラ』に顕著だが、まったく、あるいはほぼ同じ文章が使い回されている。たとえば、ペニスに直接麻酔を打つのは怖いのだが、という一九九五年三月九日号の質問と、それにたいする高須克弥の回答「まず患者のみなさんが不安がるのが、そこですね。それだけに各病院麻酔に関しては研究熱心で」以下の文章は、同年九月一四日号のものとほぼ違わない。

一九九七年二月二七日号の岡和樹医師の発言「手でムイても亀頭が完全に露出しない真性包茎や、一度ムくと皮が元に戻らなくなってしまうカントン包茎は、すぐにでも手術する必要がありますす」も、語尾が「すぐに手術したほうがいいですね」となっていたり、一部の語が改変されているだけで、同年八月二八日号のものと変わらない。この号に掲載された他の医師の発言も、地の文も同様である。

その都度、取材をおこなうのが一般的な記事の書き方であり、そうしていれば金太郎アメ式に同じ文章が載る事態にはならないはずだが、そうはなっていない。なぜならタイアップ記事、つまり広告だからである。当時の『スコラ』の記事は、①女性たちの包茎をめぐる座談会、②包茎男性の悲惨なエピソード、③医師による解説とクリニック紹介の三要素から成っており、①と②は各号で目先が変わるものの、③は使い回していた。

クリニックにとってふつうの広告にはなくタイアップ記事にあるメリットとはなんだろうか。まず、「見るからに広告」ではないため、読者の警戒心を解きやすいことが挙げられる。包茎にかんする「中立的」な医学知識（に見えるもの）の解説からはじまり、医師の技術のたしかさやクリニックの明るい雰囲気、手術をして快適な日々を送る人の声を数ページにわたって紹介するタイアップ記事は、狭いスペースに端的なあおり文句と必要最小限の情報しか載っていないふつ

好評の既刊

＊印は1月の新刊

- 現代マンガ選集 **表現の冒険**
  中条省平 編　マンガに革新をもたらした決定的な傑作群
  43671-9 800円
- 現代マンガ選集 **破壊せよ、と笑いは言った**
  斎藤宣彦 編　〈ギャグ〉は手法から一大ジャンルへ
  43672-6 800円
- 現代マンガ選集 **日常の淵**
  ササキバラ・ゴウ 編　いまここで、生きる
  43673-3 800円
- 現代マンガ選集 **異形の未来**
  中野晴行 編　これぞマンガの想像力
  43674-0 800円
- 現代マンガ選集 **侠気（おとこぎ）と肉体の時代**
  夏目房之介 編　闘って、死ぬ
  43675-7 800円
- 現代マンガ選集 **悪の愉しみ**
  山田英生 編　こころの闇と社会の裏側を描く！
  43676-4 800円
- 現代マンガ選集 **恐怖と奇想**
  川勝徳重 編　戦後マンガ史の〈裏街道〉
  43677-1 800円
- 現代マンガ選集 **少女たちの覚醒**
  恩田陸 編　炸裂する記憶と衝動
  43678-8 800円
- **土曜日は灰色の馬**
  恩田陸　とっておきのエッセイが待望の文庫化！
  43647-4 720円
- **向田邦子ベスト・エッセイ**
  向田邦子　向田和子 編　人間の面白さ、奥深さを描く！
  43659-7 900円
- **新版 一生モノの勉強法** ●理系的「知的生産戦略」のすべて
  鎌田浩毅　勉強本ベストセラーの完全リニューアル版
  43646-7 800円

- **隔離の島**
  J・M・G・ル・クレジオ　ノーベル賞作家の代表的長編小説
  43681-8 1500円
- **必ず食える1%の人になる方法**
  藤原和博　「人生の教科書」コレクション2　対談 西野亮廣
  43682-5 720円
- **奴隷のしつけ方**
  マルクス・シドニウス・ファルクス　奴隷マネジメント術の決定版！
  43662-7 800円
- **それでも生きる** ●国際協力リアル教室
  石井光太　僕たちには何ができる？
  43679-5 720円
- **落語を聴いてみたけど面白くなかった人へ**
  頭木弘樹　面白くないのがあたりまえ！から始める落語入門
  43688-7 860円
- **ひと・ヒト・人** ●井上ひさしベスト・エッセイ続
  井上ひさし　井上ユリ 編　没後十年。選りすぐりの人物エッセイ
  43693-1 900円
- **母のレシピノートから**
  伊藤まさこ　伊藤家に伝わる幸せの料理。書き下しを加え登場
  43701-3 860円
- **「本をつくる」という仕事**
  稲泉連　校閲・装幀・書体……。本の舞台裏はこんなに熱い
  43699-3 740円
- **本土の人間は知らないが、沖縄の人はみんな知っていること**
  矢部宏治　「大きな謎」を解くための旅に出よう！
  43717-4 900円
- ＊**B級グルメで世界一周**
  東海林さだお　ショージくん流 食の祭典！
  43721-1 880円
- ＊**幻の女** ●ミステリ短篇傑作選
  田中小実昌　日下三蔵 編　直木賞作家による幻のミステリ集
  43715-0 840円

6桁の数字はISBNコードです。頭に978-4-480をつけてご利用下さい。

2月の新刊 ●17日発売

筑摩選書

0205

日本の包茎

▼男の体の200年史

東京経済大学准教授 澁谷知美

多数派なのに思い悩み、医学的には不要な手術を選ぶ男たち。仮性包茎はなぜ恥ずかしいのか。幕末から現代までの文献を解読し、深層を浮かび上がらせた快作！

01723-9 1600円

0206

ディズニーと動物

▼魔法の王国の呪文をとく

筑波大学准教授 清水知子

ウォルト・ディズニーが創造した魔法世界で姫と動物が織りなす物語は、現代の社会、文化、政治、自然に何をもたらしたか。映像表現が及ぼす私たちへの影響とは？

01722-2 1700円

好評の既刊 ＊印は1月の新刊

いま、子どもの本が売れる理由 飯田一史 隆盛する児童書市場。その秘密を徹底分析！ 01710-9 1800円

安倍vs.プーチン――日ロ交渉はなぜ行き詰まったのか？ 駒木明義 日ロ首脳の交渉を検証、迫真のドキュメント！ 01713-0 1800円

メガ・リスク時代の「日本再生」戦略――「分散革命ニューディール」という希望 飯田哲也／金子勝 「ガラパゴス・ニッポン」から脱却する道を示す 01714-7 1500円

独裁と孤立 トランプのアメリカ・ファースト 園田耕司 権力者・トランプ米大統領、その真実とは？ 01716-1 1700円

生まれてこないほうが良かったのか？――生命の哲学へ！ 森岡正博 誕生否定の思想を検証し、その超克を図る！ 01715-4 1800円

記憶のデザイン 山本貴光 自分の記憶を世話するための知的悦楽の書！ 01717-8 1500円

社会問題とは何か――なぜ、どのように生じ、なくなるのか？ ジョエル・ベスト 赤川学 監訳 社会問題を考えたい人のための最良の入門書 01718-5 1800円

ずばり東京2020 武田徹 東京の"今"を複眼的に描いたノンフィクション 01720-8 1700円

保守思想とは何だろうか――保守的自由主義の系譜 桂木隆夫 保守の本懐は自由主義にあり！ 01711-6 1600円

盆踊りの戦後史――「ふるさと」の喪失と創造 大石始 盆踊りの変遷から戦後日本史が見えてくる 01719-2 1600円

＊**震災と死者**――東日本大震災・関東大震災・濃尾地震 北原糸子 行政、寺院、メディアの死者への対応を検証 01721-5 1700円

＊**『往生要集』入門**――人間の悲惨と絶望を超える道 阿満利麿 法然と親鸞に受け継がれる浄土仏教の真髄 01712-3 1600円

6桁の数字はISBNコードです。頭に978-4-480をつけてご利用下さい。

chikuma primer shinsho
ちくまプリマー新書（さいしょのしんしょ）

★2月の新刊　●8日発売

368
値段がわかれば社会がわかる
▼はじめての経済学

開志専門職大学教授
徳田賢二

私たちの社会生活において「経済」の占める場所は大きい。そのしくみはどのようなものか。生産から消費まで、「値段」を手がかりに解き明かした経済学入門。

68391-5
820円

369
高校生からの韓国語入門

帝塚山学院大学准教授
稲川右樹

ハングル、発音、文法、単語、豆知識……Twitterでも人気の「ゆうき」先生がイラストをまじえてわかりやすく解説。始めるなら、まずはこの1冊から！

68394-6
800円

好評の既刊　＊印は1月の新刊

伊藤若冲【よみがえる天才1】
辻惟雄　ファンタジーと写実が織りなす美の世界へ！
68374-8　1000円

レオナルド・ダ・ヴィンチ【よみがえる天才2】
池上英洋　その人はコンプレックスだらけの青年だった
68377-9　980円

モーツァルト【よみがえる天才3】
岡田暁生　子どもの無垢と美の残酷──天才の真実とは
68383-0　920円

アレクサンドロス大王【よみがえる天才4】
澤田典子　英雄か、暴君か──偉大なる王の実像に迫る
68386-1　860円

コペルニクス【よみがえる天才5】
高橋憲一　どのように太陽中心説にたどりついたのか
68389-2　860円

はじめての昭和史
井上寿一　日本を知るうえでの最低限の歴史的事実
68381-6　840円

10代と語る英語教育──民間試験導入延期までの道のり
鳥飼玖美子　記述式？民間試験？大学の入試改革とは？
68384-7　980円

社会を知るためには
筒井淳也　社会がわかりにくいのには理由がある
68382-3　840円

徒然草をよみなおす
小川剛生　兼好は、世捨て人なんかではない
68385-4　800円

子どもを守る仕事
佐藤優／遠藤久江／池上和子　児童福祉の職業の魅力って何だろう？
68388-5　880円

他者を感じる社会学──差別から考える
好井裕明　他者とつながる様々な場面で生じる差別とは
68387-8　880円

西洋美術とレイシズム
岡田温司　二千年前から描かれ培われてきた差別の図像
68390-8　1000円

＊**紛争解決ってなんだろう**
篠田英朗　国際政治の基本がわかる世界水準の講義
68393-9　820円

＊**地方を生きる**
小松理虔　これからのローカルな生き方を教えます
68392-2　860円

6桁の数字はISBNコードです。頭に978-4-480をつけてご利用下さい。

2月の新刊 ●8日発売

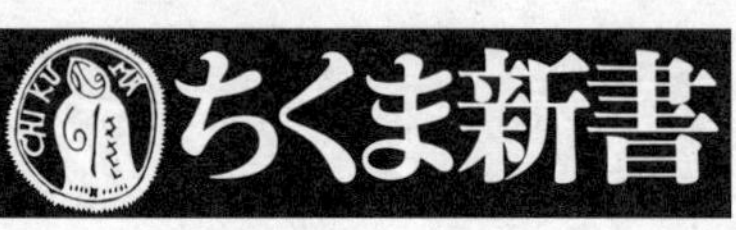

1548
朝から晩までつぶやく英語表現200
キャサリン・A・クラフト（英語講師） 里中哲彦 編訳

英語上達の近道は、朝から晩まで、とにかく思ったことを英語で口に出すこと。いろんな場面で使える、シンプルだけど意外と知らない必須フレーズを200個紹介。

07375-4
880円

1549
日本の教育はダメじゃない ▼国際比較データで問いなおす
小松光（国立台湾大学准教授）／ジェルミー・ラプリー（京都大学大学院准教授）

「いじめや不登校」「ゆとり教育の失敗」……日本の教育への数々の批判は本当なのか？　気鋭の2人が国際比較データを駆使して教育問題に新たな視点を提供する。

07371-6
820円

1550
ヨーロッパ冷戦史
山本健（西南学院大学教授）

ヨーロッパはなぜ東西陣営に分断され、緊張緩和の後は一挙に統合へと向かったのか。経済、軍事的側面にも注目しつつ、最新研究に基づき国際政治力学を分析する。

07373-0
1200円

1551
問いの立て方
宮野公樹（京都大学准教授）

テーマ、課題、目標と大小問わず「問い」には様々な形がある。では、どの問いにも通用するその考え方とはなにか？　その見つけ方・磨き方とあわせて解説する。

07370-9
780円

1552
ウィリアム・アダムス ▼家康に愛された男・三浦按針
フレデリック・クレインス（国際日本文化研究センター教授）

徳川家康の英国人側近、三浦按針となったウィリアム・アダムス。その波乱に満ちた生涯から、大航海時代の欧州勢力図と禁教・鎖国間際の江戸時代日本を活写する。

07367-9
920円

1553
アメリカを動かす宗教ナショナリズム
松本佐保（名古屋市立大学大学院教授）

アメリカの人口の3分の1を占める「福音派」とは何か？　政治、経済、外交にまで影響を与える宗教ロビーの役割を解説。バイデン新大統領誕生の秘密にも迫る。

07378-5
820円

1554
原発事故 自治体からの証言
今井照（自治総研主任研究員）／自治総研 編

福島第一原発事故発生、避難、そして復興――原発災害の過酷な状況下の自治体の対応を、当時の大熊町と浪江町の副町長の証言により再現する貴重なドキュメント。

07372-3
880円

6桁の数字はISBNコードです。頭に978-4-480をつけてご利用下さい。

うの広告にはない訴求力を持っている。

さらに、医療法による広告規制をかいくぐれることである。どんな診療科目を誰がおこなっているか、入院設備はあるか、といった「事実」は広報しても問題ないが、「××大学出の医学博士が、この方法による治療を行って、こんなに良い結果になる」という〝売り込み〟的な広告は法律によりできない。しかし、「記事」の体裁にすれば、「医業の広告」とはならないため、法規制の対象外となる。[4]

たとえば、一九八二年の『宝石』は、日本医大の整形外科から美容整形に転じた岡和彦医師の経歴を載せ、「性器コンプレックスに悩む人間にとっては、神とも思える存在」と持ち上げるが、[5]ふつうの広告でこれをやれば間違いなく違法である。だが、掲載が許されているのは、これがライターに書かせた「記事」だからだ。とはいえ、記事は記事でも医師によって買い取られたタイアップ記事であることは、末尾に掲載されたクリニックの住所と電話番号が示している。

一九九〇年の『ホットドッグ・プレス』の資料によれば、最小単位である二ページのタイアップ記事を同誌に出すのに一回でおよそ四一〇万円かかる。[6]また、美容整形外科が雑誌広告に使う費用は最低で月間二千〜三千万円という一九九一年の試算がある。山の手クリニックが年間四億円、上野クリニックが年間一〇億円近くの広告費をかけているという一九九六年の報道もある。[7]

たいへんな金額だが、それだけの広告費を払ってもなお利益の出るビジネスモデルをクリニックは持っていた。そのひとつがチェーン化である。たとえば、高須クリニックは一九九二年九月時点で全国一〇カ所とハワイに、神奈川クリニックは一九九三年三月時点で全国一〇カ所に医院を展開している。[8] 一見、単独の医院と見せかけて、じつは実質的な経営者は同じという新宿形成外科と新宿千代田形成外科のような例もある。[9]

タイアップ記事の影響力は絶大だった。高須クリニックでは、『平凡パンチ』や『ホットドッグ・プレス』、深夜番組で新しい包茎手術法が紹介されると、東京のクリニックだけで連日一〇〇人を超す男性が押し寄せた。もっとも流行(はや)っていた時は一日三〇〇人の包茎手術を手がけていたという。患者が多いあまり、包皮を切るレーザーメスの煙が立ちこめてビルの火災報知器が鳴ったという話は、高須が好んで披露するエピソードである。[10]

「包茎手術を受けたいと思う?」という一九九五年の『ホットドッグ・プレス』の読者アンケートの問いには、七三%が「YES」と回答している。一雑誌の読者アンケートの傾向を一般化することはできないとしても、アンケートに答えるくらい積極性のある若者の包茎手術への関心はきわめて高かったことが推察される。包茎クリニックの主要な客層のひとつは一八〜二五歳、「最大のお得意様は大学生」という同時代の証言もある。[11]

若者の欲望をあおりたてた青年誌では、それ以前にはほとんど登場しなかったか、勢いの弱かった言説が力を持った。第一に、仮性包茎にも手術が必要だとするものである。戦前および戦後から一九六〇年代にもあったが、より積極的かつ巧妙に、仮性包茎者を手術へと誘導するようになった。第二に、包茎や包茎男性について女はどう思っているか、「女の意見」を伝えるものである。これまでの主要な語り手は医師であったが、それと同じくらいの存在感で市井の「女」の意見が重用されだす。その多くは辛辣な包茎批判であった。

第三に、「男の視線」の存在を伝えるものである。「お前の股間は同性から査定されている」と陰に陽に男性読者に伝える言葉が誌面に登場し、包茎者を脅迫した。第四は、包茎手術は「心の手術」とするものである。一九九〇年代以降に顕著だが、包茎手術推進派は、病気予防のためとか清潔のためよりも、本人の「気持ち」を変えるものとして手術を位置づけている。以下、くわしく見ていこう。

ターゲットとなった仮性包茎

まずひとつ目は、仮性包茎にも手術が必要、と伝える言説である。手術について言及している記事は全記事一三九件のうち五九件あった。そのうち半分以上の三六件が仮性包茎にも手術をすすめている。[12]

例として一九八八年の『スコラ』や翌年の『ポパイ』の次のような記述が挙げられる。「真性包茎の場合、SEX自体がキツイから、スパッと手術するけど、仮性はクセモノ。なまじ、手でスルリとムケるから、悩みながらも、ノラリクラリと、手術をスリヌケている。［……］日本人の包茎タイプの9割以上がこの仮性なんだけど、いいことはひとつもないから、手術することをススメたい[13]」。

「仮性包茎の場合、切迫感がないせいか、手術しようとまで思っているのはほとんどいない。でも〝仮性包茎は立派な病気だ〟と言う某医学博士もいるコトだし、できるなら、スッパリ余分な皮を切っちゃった方がいいようだ」[14]。

仮性を含む包茎全般を「病気」と呼ぶことは、別の号の『スコラ』でもしている。「包茎も一種の病気。こればかりはほうっておいても絶対治らない。君の知りたい〝正しい治し方〟をわかりやすく紹介!!」するとし、新宿形成外科や高須クリニックなど、複数の包茎病院の情報を掲載している[15]。

医師たちも仮性包茎者に手術をすすめる。独自の包茎手術法をあみだした大慈弥は、「皮かむり」であるという相談者の質問を受けて、「やっぱり「皮かむり」というのは、未成熟な性器なのです」、「彼の場合も、一日も早く適切な処置をすべきです」と回答している[16]。

同じくセックスドクターの増田豊も、仮性の場合、手術するかしないかは本人の意思しだいだという記者を、「そんな風に思っているから、困るんだよね。仮性でも健全なセックスができないんだよ」、「仮性包茎だって、手術をするべきなんだよ」とたしなめている[17]。

ただし、一筋縄でいかないのは、はっきりと「仮性も手術を」とすすめる記事ばかりではないことだ。たとえば一九七六年の『週刊プレイボーイ』は、勃起した時に包皮が自然に剝けるようなら「手術は不要」と前段では述べている。が、後段で自らその主張を崩しにかかる。仮性包茎であっても恥垢（ちこう）がたまりやすいことや、それが陰茎ガンや子宮ガンの原因になるという説（現在は反論がある)[18] などを持ち出して読者を脅したのち、「だから愛する彼女のためにも、衛生上にも包茎手術は受けたほうがよい」と結論する。[19]

「手術は不要」といいつつも、巧みに手術へと誘導している。このような持って回ったいい方をしなければならないのも、医学的見地からは「仮性包茎に手術は絶対に必要」ということができないからである。こういうものも、仮性包茎に手術をすすめる言説としてカウントしている。

データ不在の包茎記事

これらの記事は、手術は早いうちにしたほうがよいと若い読者にすすめる。なぜなら、一定年齢を過ぎると成長が止まるからである。「ペニスが成長の過程にある10代にやってしまうにこしたことありません」との岡和樹医師の発言、[20]「包茎は発達をさまたげるだけですから、手術は高校生になったらスグしてもいいくらいです」との専門家の発言などが紹介されている。[21]

ペニスが成長しているうちに包茎手術をし、亀頭を解放させ、見ばえのよいペニスにしようという呼びかけは、一九七〇年代から九〇年代の青年誌で断続的に確認される。ただし、何歳ごろにすべきか、その年齢は記事によりまちまちである。包茎か否かがはっきりする一七~八歳で手術するかしないかを決断せよという記事もあれば、[22]「二十歳になっても、まだ皮かぶりのままであれば、医者の門をたたく必要があるだろう」とする記事、[23]二五歳までは体が発展途上なので「25歳を過ぎてもムケないようだったら、そのとき初めて専門医に相談に行けばよい」とする記事もある。[24]

一方、中高年向け雑誌に目を転じると、六九歳で包茎手術をした男性が「日を追って私のものが大きく育っているのがわかります」とタイアップ記事のなかで告白している。[25]この年齢になってもペニスは成長をつづけるということをアピールしたいのである。

一七歳から六九歳まで、記事が主張するペニスの成長期には幅がありすぎる。読者層に合わせて場当たり的に「成長期はしかじかの年齢までなので、そのあいだに手術を」といっているのにすぎないことが推察される。

記事によってバラツキがあるのは成長期だけではない。日本人男性の包茎率についても同様だ。真正と仮性合わせて六〇％という記事もあれば、[26]七〇％という記事、[27]八〇％強という記事[28]もある。仮性だけで日本人男性の七〇〜八〇％を占めるという記事もあり、[29]だとしたら真性と仮性合わせて六〇〜七〇％という範囲にはおさまらない。「日本人の約4〜7割が包茎」と推定する記事は、[30]推定であるにしても数値の幅が広すぎる。

そしてこれらの記事のほとんどが数値の典拠を示していない。誰が、いつ、どんな男性たちを対象に計測したのかは伏されたまま、数値だけがうんぬんされている。典拠らしきものが明らかになっていたとして、「包茎手術をしているドクターたちの経験による話」[31]といった、日本人男性の数値として一般化できないものである。ある医師は「包茎人口をきちんと調査したデータがない」と書いている。[32]M検なき現代では、当然といえる。

正確な数値がなければ増減などわからないはずなのに、「包茎が増えている」という言葉だけは雑誌上でまことしやかに流通している。「統計によれば、ホーケイの成人が増加の一途をたどっている」[33]、「最近、包茎のヤツがすごく増えてるんだって？　オレたちのころは、自分で剝いて高校出るころには、ほとんど、〝皮かむり〟はいなかったような気がするけどな」[34]、「核家族化やひとりっ子現象からか、未成熟ペニス（包茎、先が細い等）を訴える男性が激増している」[35]。参照しているのはどんな統計なのか、どの時代と比較して増えたのか、比較可能な対象どうしを並べたうえでの見立てなのか、それらはいっさい明かされない。

データ不在の包茎談義では、奇妙な過去の美化も起こる。一九八六年の『平凡パンチ』の記事では、「包茎増加」を危険視する文脈で、「カリ高で、黒々として、でっかいペニス……一体どこへ行っちゃったんでしょうねえ」と昔を回顧する医師の大慈弥のコメントが紹介されている[36]。しかし、第1章で見たように、一八九九年の足立論文によれば、真の露茎は少数派だった。被検査者の多くは仮性包茎に相当する状態であり、検査にあたってわざと皮をたくし上げていた。「どこへ行っちゃったんでしょうねえ」もなにも、大慈弥が思い描くような立派なペニスは過去にあっても一般的なものではなかった。

手術の「見える化」

こうしたいいかげんな言説をふりまきつつも包茎クリニックが集客に成功したのは、手術を

「見える化」した記事のおかげかもしれない。ペニスにメスを入れるという、男にとってもっとも避けたい手術を身近なものにするためには、手術がいかに安全で簡単なものであるかを説得的に示さなければならない。

そのさいに動員されたのが、ライターや芸能人などであった。名前と顔を出して一部始終をレポートする彼らは、手術を見える化し、読者の警戒心を解くのに一役買った。それ以前にも体験ルポはあったが、患者は匿名であった。[37]

早い時期に素性と顔を明らかにして体験ルポをものしたのは『平凡パンチ』の読者コーナーの常連投稿者である。当時一九歳だった彼は、一九八五年二月の同誌にて新宿東京医院の増田豊によるオペの様子を報告している。手術前は、割礼の儀式で子どもたちが泣き叫んでいたドキュメンタリーを思い出し、「局部麻酔をするからほとんど痛みは感じないというけど、その局部麻酔というのが怖いじゃないですか！」と怖気づいている。

が、手術は二〇分ほどであっけなく終わった。目隠しを取って見た術後のペニスは「見事なムケムケちんちんぶり」であり、彼は「思わずウットリ」している。「これが、昨日まで、皮かむりだのチローだのアカくさいだのと言われたおちんちんだとは、とうてい思えません」。レポートの終盤では、抜糸が終わったらソープランドに行き、手術の「効用」を試したいと息巻いている。[38]

この常連投稿者に遅れること一〇カ月、同年一二月の号ではライターの杉作獣太郎（すぎさくじゅうたろう）（現在、J

太郎）が包茎手術体験レポートを書いている。常連投稿者のレポートがコーナーの一部だったのにたいして、こちらは独立した四ページの記事で、扱いも大きい。協力は高須クリニックである。

友人でイラストレーターの蛭子能収（えびすよしかず）も同時に手術を受けるのであれば、という条件で編集部からの手術体験のオファーを引き受けた杉作は、蛭子は見学しかしないことを当日になって知り、なかば騙（だま）されるかたちで手術台に上ることになった。

局部麻酔では意識が薄れることもない。「もう切ってるんですか」との高須への問いかけに「とっくに切ってますよ」との返答を得て、手術が予想をはるかに上回るスピードで進行していることを知る杉作。そばでは、麻酔で肥大し、手術器を装着させられて「遊星からの物体X」のようになったペニスの様子を、蛭子がスケッチしている。

当初は編集部からの手術の誘いを躊躇していた杉作だったが、術後は満足げである。「私のシャイでナイーブな包茎の伝説の章は終わった。そしてこれからは、ビッグでワイルドでダンディな神話が幕を開けるのだ。［……］時代はむけてる男のものである」との言葉でレポートは締めくくられている。

「露茎時代」の幕開けを宣言するこの言葉が、同年四月の『平凡パンチ』に掲載された人気クリエイター渡辺和博による「包茎文明のあけぼの・序説」へのアンチテーゼなのかはわからない。渡辺は「一皮ムケない、大人になるのがイヤ」といった人間の性格のありようや、「みすず書房の本」や「浅田彰のニューアカデミズム」などの学問周辺のアイテム、詩の本の専門店を擁するパルコなどが並ぶ渋谷の街を「ホーケー」を体現しているものとしてカテゴライズし、かつ賞賛した。逆に、競馬やマージャンなどのお金に換算される遊び、遊興施設が集合しているロサ会館のある池袋は「ムケ」であり、ムケてしまった人は包茎にもどる「ムケもどし」をかけなければならないとしている。[39]

渡辺の包茎肯定は、役に立たないとか、非生産的とされているものの肯定であった。行間からは「包茎だっていいじゃない。ゆるく生きましょうよ」というメッセージがにじみ出ている。そのわずか八カ月後に、杉作による包茎撲滅のレポートが同じ媒体に載ったわけで、雑誌の変わり身の早さ、ポリシーの不在ぶりにはおどろかされる。

杉作のほか、芸人の浅草キッドの二人、電撃ネットワークの南部虎弾（とらた）、Ｌａ．おかきの村山ひとし、ブッチャーブラザーズのブッチャー、ホーキング青山、猫ひろし、ＡＶ男優の観念絵夢（カンネンエム）、田渕正浩らが雑誌上で包茎手術の一部始終を報告したり、過去の体験を話したりしている。[40] 今でも芸能人が包茎手術についてレポートすると注目が集まるが、手術体験を披露して芸のひとつとする「包茎手術芸」は、ジャンルとしてはすでに一九九〇年代はじめに確立していた。

見える化されたのは手術だけでなかった。医師の「人間性」も可視化され、読者とクリニックを近づけるのに一役買った。一九九四年の『スコラ』は、大塚美容形成外科の石井秀忠（ひでただ）院長を大きな写真入りの見開き二ページで紹介する。ベルサーチのスーツに身を包み、運転手つきのロールスロイスを所有し、週末は自家用ヨットでクルージングを楽しむ生活にふれ、「いつも何か新しいことにチャレンジしてやろうという姿勢を忘れないように心がけています」という発言が「ダンディズム」を体現するものとして評価されている。

地の文は「包茎というコンプレックスをズルズルと引きずっているようでは、ダンディな男になんてなれるわけがない」とつづき、同クリニックが高い水準の技術を有していることを説明する。末尾には電話番号が大きな字で掲載されている。もちろん、タイアップ記事である。石井は一九七四年にヨットで遭難騒ぎを起こし、八四年と八九年の二回、大麻の所持により医業停止という重い処分を受けている。[41] ある意味で「チャレンジ」する人生だったわけだが、そんな経歴にふれられていないのはいうまでもない。

2　女の意見、あるいはリアルな女の不在

「包茎は不潔だ」

以前にはほとんど登場しなかったか、勢いの弱かった言説の二つ目は、「女の意見」を伝えるそれである。「包茎はキライ」のように直截的に「女の意見」を伝えるもののほか、「包茎をそのままにしていると女性に嫌われるゾ」といった、「女の意見」を間接的に伝える地の文も含まれる。全記事の約三割にあたる三九件の記事に見られる。包茎を肯定しているものもあるにはある

が、その数は少ない。

青年誌に登場する「女の意見」で早いものは、一九七五年の『週刊プレイボーイ』の包茎特集に見いだせる。「私の彼って、仮性包茎なのよね。だからセックスは一応ふつうにできるんだけど、なんか物足りないんだなァ。ぐーんとこっちを感じさせてくれるものがないのよ」という、デパート勤務の二一歳女性の意見が紹介されている。また、「インサートすると、2〜3回の往復でジ・エンド。前戯で興奮させられているだけ、こっちはおさまりがつかないわ」という二〇歳の女子学生の声もある。[42] 包茎は早漏である、という主張である。どちらの意見も、「包茎男性とのセックスはつまらない」といっている。

だが、一九八〇年代以降になると、快感うんぬんよりも「包茎の不潔さ」が糾弾されるようになる。一九八四年の『ホットドッグ・プレス』には、仮性包茎の大学一年生男子が恋人にふられたエピソードが載っている。彼女とラブホテルに行ってパンツを脱ぐやいなや、「ヤ〜ダ、あなた包茎じゃん。こういう人って性病持ちが多いのヨ。悪いけどバ〜イね!」といわれ、大きなショックを受けたという。[43]

「たってもむけない人や、皮を引っ張っても亀クンが出ないような〝重症〟の人でもニャンニャン〔セックス〕はできるわ。でも、臭いがあったり、フエーセーだから、一度お医者サンにも相談してね」という一九八六年の同誌の風俗嬢の言葉は、[44] 前出の彼女よりマイルドな表現で包茎の不潔さを指摘している。

「包茎は不潔」という指摘は時代が下るにつれ、過激さを増す。一九九五年の同誌は「こんなチンポ見たくない!!」という見出しのもとで、制服様の服を着た一七歳の少女の意見を顔写真入りで紹介している。彼女は鼻をつまみながら、「短小で包茎で早漏の人。ゾッとする。包茎の人ってクサそー」とコメントを寄せている。また、「ボッキしても皮被ったままの人っているでしょ。あれダメ。見たくない。気持ち悪い」という別の女性の意見も紹介されている。[45]

包茎の「不潔さ」がクローズアップされるのは、とりわけフェラチオの場面である。日本のガールズバンドの代表格であるプリンセス・プリンセスが赤坂小町という名前だったころ、包茎をめぐるセックス相談の記事でメンバーの一人が、「マラカスだらけなんてクワえる気もしない」と発言している。[46]「クワえる」とは、いうまでもなく、フェラチオのことである。

フェラチオが若者のあいだでいつごろ普及したのかは定かではない。一九八七年刊の『ぼくたちのSEX STYLEBOOK』にはフェラチオが「変化技」として紹介されている。八九年の『スコラ』では「「彼のことは大好きだけど、フェラはいや」という女の子もたくさんいる」、「くわえてもらえばラッキーとだけ思っておきましょう」との解説がなされている。[47]八〇年代末にはまだそれほど一般的でなかったことが推察される。

しかし、一九九四年の『スコラ』の女子高校生の座談会では、「フェラだって自分からしちゃうよ」、「やっぱ好きな彼だったらフェラぐらい思いっきりしてあげたいしね」との発言が見られる。また、九九年の『ホットドッグ・プレス』の調べでは、「セックスする時はいつも」フェラチオをすると回答した女性は四五％、「2回に1回」は二九％だった。かぎられた層を対象とした読者アンケートではあるが、九〇年代末時点ではだいぶ市民権を得ている様子がうかがえる。[48]

そのためか、同時代の包茎記事には、フェラチオと結びつけた「女の意見」が数多い。「包茎が臭いってホントだね。大好きな彼と初Hのとき、一生懸命フェラしてあげようと思ったらツーンときてね。頑張れなかったわ」と嘆くのは高校三年生である。「最初の彼氏が仮性包茎だったんです。5コ年上の社会人だったんだけど、会うとソッコーくわえさせようとするんですよ。それがイヤで1か月で別れました。［……］え、匂いですか？　強いて言うなら腐ったチーズ？」という一八歳フリーターの体験談もある。二三歳ＯＬは「あのクサさキタナさ、モゴモゴとした皮のクチあたり。アーッ、思いだすだけでも鳥肌が立っちゃう」と包茎者へのフェラチオを思い出して戦慄（せんりつ）している。[49]

「職場でもさせ子として有名なギャル系ＯＬ3人組」の座談会でも、「恥垢がベッタリついているのに、平気でフェラさせようとする男とかいるもんね」、「サイテーだよ。恥垢って臭い上に、かさぶたみたいにベロッととれるから、見るからに汚いでしょ。あんなのがついたチンコをくわえさせようって神経がわからない」、「おカネくれたって、あれだけはナメられない。フーゾクでも徹底的に嫌われているっていってたよ」という会話が交わされている。[50]

男が男から金を巻き上げるシステム

女性による包茎批判は、男性にとっては相当に不快であろう。が、一歩引いて状況を見てみれば、これらを女性いわせているのは男性である。

一九九〇年の『ホットドッグ・プレス』の編集者は全員男性である。そういえるのは、創刊二五〇号の同誌に、広告出稿を企業へ呼びかける別冊付録が付属しており、そこに写真入りで掲載されている編集長を含めたスタッフ二〇人全員が男性だからである。[51] 時には外部から女性ライターも参加しているが、どんな記事をどんなふうに掲載するか、最終的な決定権は編集部の男たちが握っていたことは間違いない。一九九〇年以外の同誌も、そして他の青年誌も、状況は似たようなものだっただろう。

また、『スコラ』座談会で女性の包茎批判をあおっているのは男性の司会者である。一九九四年の女子高校生座談会で「それでさぁ、包茎のヤツってどんなイメージある?」と問いかけて「オタクっぽい」、「不潔」、「童貞(笑)」、「気が弱そう」などの回答を引き出しているのは、この記事の構成担当として名前を出している男性のライターである。翌年は同じ人物が、風俗嬢座談会で「やっぱりフーゾクで働くコにとって、ヤなワースト1っていうのは包茎なんだ」と水を向けて、「とにかく臭いよ。絶対クワえたくなくなる」などの発言を引き出している。[52]

なぜ編集者の男たちは女に包茎の文句をいわせたのか。答えは簡単で、スポンサーに包茎クリニックがついているからである。高須が「雑誌の記事で女のコに「包茎の男って不潔で早くてダサい!」「包茎治さなきゃ、私たちは相手にしないよ!」って言わせて土壌を作った」と証言していたこと[53]、タイアップ記事にはクリニックが莫大な広告費を支払っていたことを思い出したい。誌面に顔を出していた包茎クリニックの医師たちは、大慈弥、岡和彦・和樹親子、高須、西村、増田ほか全員が男性であった。全国をくまなく探せば女性の包茎医もいるのかもしれないが、九九%は男性だと考えて大過ない[54]。

つまり、雑誌に掲載された数々の「女たちの包茎ディス」は、男が依頼し、男が掲載を決定して、男に読ませるという、「男による男のための言説」だった。そうした言説によって成立していた包茎ビジネスは、男が男から金を巻き上げるシステムそのものだった。

そこにリアルな女の存在はなかった。たしかに、女性の多くが不潔なペニスを嫌うのは事実である。だが、それが「包茎は嫌い」に即結びつくわけではない。カストロ＝バスケスが二〇一五年に発表した、一八〜二六歳の日本人女性一三名への聞き取り調査によれば、包皮切除をしたペニスを好むという者は皆無だった[55]。かといって包茎ペニスを好むという確固としたポリシーがあるわけでもなく、「包茎であろうとなかろうと構わない」、「よくわからない」というのが本当のところだろう。かぎられた数への調査ではあるが、大多数の女がそうであろうし、一九八〇・九〇年代にあっても状況が大きく違っていたとは思えない。九五年に『ホットドッグ・プレス』がおこなった「仮性包茎のコはどう?」という質問にたいして、もっとも多かった女性の回答は「どっちでもいい」で五五%であった[56]。

「不潔なペニスは嫌い」と「包茎は嫌い」。かならずしも結びつくわけではない両者を結びつけたのが、まさに包茎言説のレトリックでありトリックだった。

ボクらは他の男の勃起を知らない

だが、読者はそのようなことは知る由もない。読者の目に映っているのは「包茎ってキライ、フケツ」と文句をいう女たちであり、その背後にメスを手にした男の医師がいるなどとは思いもよらない。

記事は、女たちの声が傾聴に値することを随所で指摘する。理由の第一は、「彼女たちはボクらより多くの勃起ペニスを見ているから」である。「よく考えりゃ、男のボッキしたオチンチンって見る機会ないから。女の人のアドバイスって真実味あるよ」と、『ホットドッグ・プレス』に登場した読者代表が語っている。[57]

ひと昔前までは包茎という言葉すら知らない女性が多く、ペニスを比較できるだけの体験も心のゆとりもなかったが、今ではそうではないと主張するのは『スコラ』である。「性の自由化の波と圧倒的な情報量が女の子の側にもそれをセレクトする目をつけてしまったのだ。そして言われだしたのが嫌皮権[58]」。「嫌皮権」とは読んで字のごとく「皮を嫌う権利」のことである。

ボクらは他の男の勃起を知らないが、「女の子」たちはそうではない――。こうした発想には一定の説得力がある。やや時代が下るが、一九九九年の日本性教育協会の調査では、性交経験人数を二人以上と回答した女子高校生・女子大学生は約四七％を占める。男性から見て、自分の彼女がすでに複数のペニスを知っている確率は決して低くない。そうした状況では、「もしかしたら包茎では？　女の子とベッドインして笑われたらどうしよう、なんて悩んでいるキミ。もうそこで他の男の子に差をつけられてるんだ」（傍点引用者）と、他の男性との比較を持ち出すあおり文句は胸につき刺さるものだったに違いない。[59]

第二に、「女性は性についての知識を持っているから」という理由も挙げられる。『スコラ』は、「マスコミ情報の氾濫が、性に関する知識をたれ流しにし、女のコたちをどんどん耳年増にしていった」と、自分たちもそうした知識を「たれ流す」マスコミの一員であることは棚上げしつつ、こうつづける。「「包茎」という言葉ひとつとってみても、いまや高校生以上の女のコで、その言葉を知らないコはいないだろう。このような彼女たちの性知識が深まれば深まるほど、男に対する要求も強くなる」。だから、「女のコ」たちのコメントに耳を傾けて対策を立てよう、という。[60]「男性の性情報は欲望解消の知識に片寄ってるが、女性誌などは性と体・健康について深く突っ込んだ記事が多い」という指摘も、「女性の意見」を権威あるものに仕立て上げる。妻や恋人にすすめられて手術をする男性が多いのはそのせいだという報告が[61]、さらに「女性の意見」を意味あるものにしている。

女の無知を嗤う

だが、注目したいのは、女の意見を重用する記事がある一方で、女の無知を嗤（わら）う記事も確認できることである。一九九三年の『ホットドッグ・プレス』は、シロウト女性たちに包茎のイラストを描かせ、その無知ぶりを品評している。ひとつはきわめてシンプルなイラストであり、記事は「せいぜいこの程度の認識」とこき下ろす。もうひとつは、「オレホーケイだから」と告げた男性のそれであるが、いわゆる「ズル剝け状態」に描かれている。記事は「早い話、前知識にまどわされているだけなのだ」と手厳しい。結論は「女のコはほとんどがホーケイの実態をつかんでいないのだ」である。[62]

シロウト女性にイラストを描かせる企画は翌年の同誌でもおこなわれている。こちらは包茎に特化したものではないが、リード文でさかんに女たちの「無知ぶり」が強調されている。

判明⁉　男の身体に関する女のコたちの『大誤解』！　テメエのコトは分かるけど異性のコトはよく分からん！　そりゃ女のコだって同じだ。見ても入れてもしゃぶってみてもイマイチ謎な男の身体。ああ無知なのね無知なのよ。そこで！　男に関する大誤解（主にチンポ問題）を女子の皆さんが大告白。キミの彼女も似たようなモンだぜ！[63]

女たちの無知を強調するリード文の隣に「男たちの驚愕証言集」というコーナーがあり、大学四年生が「包茎＝童貞と思ってた彼女」のエピソードを語っている。「ある女のコはボクの仮性包茎を見て「童貞だったの」と言った。童貞じゃないよと答えると、不思議そうな顔で「じゃあこの皮かむりは何?」」。彼女、「童貞=包茎」と思ってたんだ。1回ヤると誰でもムケると言い張ってていた!」」。包茎についていかに女性が理解していないかを印象づける内容だ。こうした女の無知を嗤う記述は、『ホットドッグ・プレス』の誌面にうっすら漂うミソジニー(女性嫌悪)の雰囲気ととても相性がよい。

一九八九年の『ポパイ』も、「包茎の彼がいたことありますか」という問いにたいし女性の九九%が「ない」と答えた調査結果を受けて、「実際は、絶対にそんなことないはずだ」、「この件に関しては、認識不足の女のコがすごく多いみたいだ」と、女性が包茎についてわかっていないことを強調する。同年の『スコラ』も、女性に包茎にかんする意識調査をした岡和彦医師にインタビューし、「女のコが包茎についてはあまり具体的には知っていなくて、それより、『不潔』というイメージだけが先行している」というコメントを引き出している。[64] 女は実態を理解していない、というのである。

「包茎はキライ」といった「女の意見」を伝える雑誌が、一方で女の無知をあばきたてる記事を掲載するのは不思議なことである。というのも、彼女たちの無知ぶりが指摘されればされるほど、「包茎はキライ」といった「女の意見」のリアリティが掘り崩されていくからである。ふつうに考えて、事情をよく知らない者による評価に信憑性はない。「包茎はキライ」という「女の意見」があったとして、その「女」がなにも知らずに発言していることが明らかになれば、「キライ」発言の効力は薄れる。理論上は、女性の無知を強調する記事を掲載することは、包茎をおとしめたい雑誌にとって自殺行為なのである。

しかし、現実には女性の無知ぶりを強調する記事はそう多くはなかったため、手術をすすめる記事を駆逐するほどの力を持ちえなかった。この種の記事が広まらなかったのは、女性が持ち合わせていないとされている知が男性の性的身体にかんする知であったこととおそらく無関係ではない。多くの男性にとって、女性がそんな知識を持っていないにこしたことはなく、したがって、男性の性的身体を理解していない女性をバカにする理由もない、ということになる。

若い女性は包茎にかんする正確な知識を持っているのだろうか、あるいは、無知なのだろうか。前述のカストロ＝バスケスの調査によれば、包茎や包皮切除について正確な知識を持っている者はいなかった。「性についてよく知っている女性」がいることはしばしば指摘されるが、調査の結果明らかになったのは、包皮切除や男性身体をめぐる彼女たちの知識は、メディアやポルノグラフィや仲間内のおしゃべりから得たものにすぎないということであった。[65]「知識」はあるのかもしれないが、正確さからはほど遠い。

一九八〇・九〇年代にあっても事情は似たようなものだっただろう。それにもかかわらず、「女の意見」は金科玉条のごとく尊重された。そして、時に「女は無知」と謗られた。こうした言説の綻び、非一貫性は、雑誌が本気で「女の意見」を尊重していたわけではなかったことを示している。ある時はスポンサーの要望に合わせて、ある時は女の無知を暴き立てるために、都合よく使えそうなものだけが使われていたのが「女の意見」であり、そこにリアルな女は存在していなかった。

3 男の視線――包茎をめぐる男性間ヒエラルキー

「包茎は男にあらず」

以前はほとんど登場しなかったか、勢いの弱かった言説の三つ目は、「男性の視線」を伝えるそれである。「お前の包茎チンポは同性に見られている」といった直截的な表現のほか、「包茎は男にあらず」のように、男性の論者や地の文による包茎評価もこのカテゴリーに入る。全記事の約九％にあたる一二件の記事に見いだせる。数は少ないが、戦前にはほとんど見られなかったこと、ひとつひとつのインパクトが強烈であることから無視できない。

ある意味で、「男は包茎をどう見ているか」を伝える言葉は、「女は包茎をどう見ているか」より男にとってキツい。というのも、ミソジニーに満ちた社会において、男の値打ちは女に選ばれることによっては決まらず、男同士の覇権ゲームのなかで同性から賞賛されることによって決まるのではないか、という指摘があるからである。[66] この推論にしたがえば、男にとってより意味があるのは「女性の意見」より「男性の意見」であり、最上級審判者である同性から下された「包茎は男にあらず」という宣告は当事者にえもいわれぬ不安を感じさせただろう。いわば、「男の視線」言説は、「女の意見」言説と同じくらい、読者に包茎手術を考えさせる「劇薬」なのである。

「包茎は男にあらず」という発想は、前述の杉作の体験ルポにも見られる。「いくら慣れ親しんだ〝カワイイやつ〟とはいえ、〝男〟になるためには、断固未練を振り切るのである」という一文からは、男性性の確立と包茎からの訣別が結合されているのがわかる。蛭子によるイラストは、しょぼくれた顔つきの手術前の杉作と、「ガオーッ」と雄叫びながら両の拳を上げ、ペニスをパンツから突き出している手術後の杉作を比較している。包茎の男は半人前にすぎず、「男らしい男」になるためには包茎手術が必要であるとのメッセージが十分すぎるほど伝わってくる。

「最新包茎治療でオトコになれ!」、「男の価値はチンポでキマる!!」、「男の価値はカゲの努力で決まるのだ!!」といった『スコラ』の包茎記事のタイトルも、ペニスのありようこそが男の価値を決めるという発想を体現している。だから、手術体験記のタイトルは「コレで僕も〝オトコ〟になりました!!」になる。包茎手術で「ホンマもんの男になれる!」とうたう『平凡パンチ』や、「完ムケじゃなきゃ男じゃない」という『ポパイ』にも同じ発想を見いだせる。[67]

「包茎じゃ真のファイトがわかぬ。決断もできん。ムキダシこそ男の証明ですよ」と、集団で包茎手術を受けた大学ラグビー部の主将のセリフを紹介する記事もある。連れションならぬ連れ手術というわけだ。一九世紀には「力がぬける」といって相撲取りはむしろペニスを皮に押しこんでいたが、[68]ここでは「ムキダシ」たほうがファイトがわくことになっている。どのような作用でそうなるのかは不明である。とにかくペニスのありようと「男」であることを結びつけ、包茎を男性性の欠如の象徴とする思考は確認できる。

これらの発想にたいして、「それってヘン！　オチンポの包茎を治したぐらいで、なんで男になれるわけ？」との適確なツッコミがアメリカ人男性から入っている。[69] しかし、こうした言説はきわめて少数であり、「包茎は男にあらず」の大合唱の前では力を持たなかった。

最下層カーストとしての包茎男性

では、「男にあらず」とされた包茎者はどのような末路をたどるのか。「男性間カーストの最下層に置かれる」というのが一九九〇年代の『スコラ』が示した答えである。

当時の『スコラ』は、包茎男性が包茎ゆえに同性から手ひどい扱いを受けるエピソードを繰りかえし掲載している。たとえば、「男友達にバレたら一生笑いのネタにされるゾ」という見出しの下に、修学旅行の入浴時、脱衣所でこっそり包皮をむく男子生徒のマンガが掲載されている。その様子はメガネをかけた「イケてない」風貌の男子生徒に見られていた。「ねー、今皮ムイてたでしょ」といわれ、顔面蒼白になる主人公。次のコマでは、主人公がメガネの生徒にコートを着せてあげ、昼飯をおごれという指示に面従腹背で「はい」と答えている。[70] 包茎を治さないとイケてない奴のパシリに使われること、つまりイケてない奴よりさらに下層のカーストに置かれることをこのマンガは示している。

「新人いじめの典型!! 歓迎会の席でキミのホーケイはさらしものになる」という見出しの記事では、広告代理店の新入社員の告白が紹介されている。二三歳の彼は、新人歓迎会である花見の席で裸踊りをさせられるが、どのように踊ってよいかわからず、ただただ突っ立っていた。「そうしたら、すぐバレましたよホーケイ……」。男の先輩からも女性社員からも笑われ、彼は自身を包茎に産んだ母を恨んだ。

より悲惨だったのは、同期入社の同僚で、彼もまた包茎であった。「笑われたのがよっぽどショックだったのか、呆然と桜を見上げちゃってさ……。帰りにオレにボソッというんだ、『こんな会社やめてやる……』ってね」。

一方、「一番ムカついた」のは、別の同期が自慢げに露茎のペニスを見せびらかし、女性社員にモテていたことだった。イラストには、「ほれほれ」、「どーだー」と股間を誇示しながら、「キャー　ステキィ」と女性から賞賛を受ける同僚の姿が描かれている。[71]

ここには、自らを露茎者の下位に位置づけてしまう包茎者の思考を垣間見ることができる。「ムカついた」のは「よりよいペニス競争」で自らが打ち負かされたと感じたからである。『スコラ』に出てくる包茎者は、誰に強制されるともなく、すすんで低カーストへと降りていく。

自らを低カーストに位置づける包茎者の思考は、別の号の一七歳からの投稿にも見いだすことができる。投稿者は幼いころからいつも遊んでいた友人と海へナンパに繰り出した。しかし、ナンパに成功したのは友人だけだった。友人はいつのまにか包茎手術を受けており、そこからくる

「自信」が成功のもとであったと投稿者は解釈している。「その夜、一緒に泊まるはずだったダチは結局女のところから帰ってこず、オレは一人で家に帰った」。以来、友人とはなんとなく会えずにいる。その投稿は「大切なダチに裏切られたオレは、ダチも彼女もいない秋を一人で迎えようとしています」で結ばれている。[72]

　これらのエピソードは明るくポップな文体で書かれているものの、なんとも読後感が悪い。描かれているのは、同性からの暴力をただただ甘受する包茎者の姿だからである。パシリとして精神的・経済的に搾取したり、裸踊りをさせたりするのは端的に暴力である。長年の友人に約束を破られるのは屈辱だ。しかし、これらのストーリーのなかで包茎者は抵抗しない。自分が悪かったのだとばかりに、唇をかみしめるだけである。

　そして地の文が追い打ちをかける。さきの裸踊りの記事は、先輩たちにとって新人は「カッコウのいじめ相手」であり、その時に狙われるのは「下半身」であるとして、「ホーケイという弱点かかえたままでも大丈夫と思ったら、大甘だ!!」と、被害者のほうを叱りつけている。「〝ヤメテヤル〟とつぶやいた彼が、本当にやめたかどうかは知らない。ただ包茎手術さえしていれば、違う人生を歩めたかも知れないのだ」という一文もある。[73] 被害にあったのは、手術を怠った被害者側の「落ち度」によるといわんばかりだ。

「手術するかしないか悩んでいるキミには、これから降りかかるかもしれないリアルな現実でもあるのだよ」、「この悲劇、手術しない限り一生ついてまわるかもしれない」と読者を脅迫する文言もある。ここには、加害者に異議申し立てをしたり、周囲に働きかけたりして「リアルな現実」から暴力を取り除く選択肢はいっさい想定されていない。「リアルな現実」は、手術なくして変更不可能なもの、受容するしかないものという前提で話が進んでいる。「キミがどんな優秀な人間でも包茎というだけで差別される」といいはなつ態度に、差別をするほうが間違っているという発想はみじんもない[74]。

暴力に耐えるだけの包茎者を描き、悪いのは被害者のほうだと責め、包茎者にふりかかる理不尽を避けられない現実として描く。これらの記事が読者に伝えるのは、変更されるべきは暴力に満ちた現実ではなく、「包茎チンポ」をぶら下げたお前の身体のほうである、というメッセージである。

見る男、見られる男

男性が見る性であり、女性が見られる性であることを指摘したのはローラ・マルヴェイだが[75]、包茎言説においては、男性は見る性でもあり見られる性でもある。包茎記事にはおびただしい数の「同性のモノと我がモノを見くらべて失望した」というエピソードがあふれている。

そこには、「銭湯なんかでほかの奴のスッキリ皮がむけたのを見ると、やっぱり俺もあんなになりたいと思って」と医師に相談を持ちかける青年や、修学旅行で友人の裸を見て自身が包茎であることを悟り、クリニックを訪れた学生が登場する。さきの『スコラ』記事に登場した、親友に裏切られた一七歳は、シャワーを浴びる時に友人の股間を盗み見て、彼が非包茎であることを知った。「銭湯で近所の小学生と密かに大きさを比べてるんだけど、全然勝てない」という大学生の嘆きもある。

男による男の股間窃視は、なにも若者の専売特許ではない。青年期を過ぎたいい大人もおこなっている。評論家の大宅壮一は、「文壇三マラ」のひとりといわれていた文芸評論家が自宅に遊びに来たさい、「一ぺん見たいと思っていたので」無理やり風呂に入れた。その後、自分も一緒に入浴し、盗み見ることに成功したという話を披露している。[76]

男による男の股間窃視(そしてそれに伴う意気消沈)は、時代・年代を問わない「あるあるネタ」である。「男にとって気になるのだ、これが。まわりの連中が、みんな逞しく、巨大に見える。公衆トイレや銭湯で、チラリ、他人の股グラにぶら下がっているものを盗み見てブチのめされた経験をもつ若者が多いに違いない[77]」と、「よくあること」であるのを前提に一九八四年の『平凡パンチ』が書いている。

男にとって同性の視線は、異性のそれよりも時にキツい。一九七一年の同誌に「男の場合、性交の時にどうとかいう問題よりも、むしろフロに入ったときに恥ずかしいというような、多分にメンタルというか、プライドの要素が多い」という指摘がある。時代が下った九六年にも、「女のコ以上に野郎同士のほうが、他人のチンポを気にしてるハズなのだ」という指摘を見つけることができる。[78]

見る男たちは「見る」だけで終わらなかった。見たモノを報告し、論評しあった。「修学旅行で、皆一緒にお風呂に入るのって期待と不安があるんだよね。ほら、こいつのはデカいとか小さいとかさ。見ないフリしてしっかり見ておくの。それで、仲の良い友達と後で話のネタにしたりね」という高校二年生の報告は[79]、本人の知らないところで性器を品評する文化が男のあいだにあることを示している。大宅も文芸評論家のイチモツについて記事上であれこれいっているから、おそらく窃視と論評はセットである。

「職場の旅行に行ったとき、包茎がバレないようにするのに神経を使って疲れた」という二五歳・会社員の投稿には、「男同士でもやっぱり、知られるのは恥ずかしいのだ。社内で包茎って噂が広がると面倒だしね」という編集部からのコメントが付されている[80]。「あいつは包茎だ」と噂を流す文化、つまり同性の性器を格付けする文化が男性間にあることがわかる。

一九九八年には、実際に見なくても包茎かどうかがわかるという超能力者のような発言が出てくる。「ムケてない奴はすぐわかるの。なんか友達同士で話してると、彼女とどうしたとか、話題がそっちいくじゃないですか。やったとかやらないとかさ。そうすると黙ってる奴はくさいね」と座談会で男子高校生が発言している[81]。

男による男の股間窃視の一連のエピソードは、包茎の読者を精神的に追い込んだことが推察される。「自分も同性から見られているのではないか」、「嗤われているのではないか」という疑心暗鬼を生み、包茎者の心を蝕(むしば)んだであろう[82]。

包茎をめぐる男性間カーストの表象

包茎をめぐる男性間カーストは、イラストによってわかりやすく可視化された。一九八九年の『ポパイ』では、余裕の笑みをうかべる露茎と、焦って冷や汗を流す包茎とが擬人化され、対比されている（図3-2、右上）。露茎は洋服から顔を出し、サングラスをかけ、おそらくは車のであろうカギを手にしている。隣には女性がおり、露茎に抱きついている。これから彼女とドライブといった風情だ。一方、包茎のほうは、洋服から顔が出ておらず、前が見えないために「あら〜〜」と足をバタつかせている。

類似のモチーフは一九九一年の『スコラ』にも見いだすことができる（図3-2、右下）。女性に抱きつかれている男子の服には「露茎」の文字が入っており、男子は余裕の風を吹かせている。その背後に、「ちょっと皮が多いだけじゃねーかよー」といいながら悔し涙を流す別の男子がいる。二人の男子の股間はマルで囲われており、あたかも透視スコープを当てがっているかのように、ズボンの下のペニスの様子があらわになっている。予想どおり「露茎」青年の股間は露茎であり、もう一方の青年は包茎である。

もっとあからさまなのは、一九九五年の『スコラ』である。この年にテロ事件を起こした宗教団体を意識しているのか不明だが、露茎者が教祖になっている。キリストのような茨の冠をかぶった露茎の青年が「若者よ…皮をムキなさい！」と両手をあげている（図3-2、左）。その股間

なーい♪
若者よ…皮をムキなさい!
元ホーケー
元ホーケー
ムケチン快感教
もっこり
あ〜ん…さすが教祖さまリッパなモノをおもちよねー♥
なめたくなっちゃうーん
ホーケー
へへー
ハハー
ホーケー
ホーケー
ホーケー
あら〜
ちょっと皮が多いだけじゃねーかよ
ウキキキ

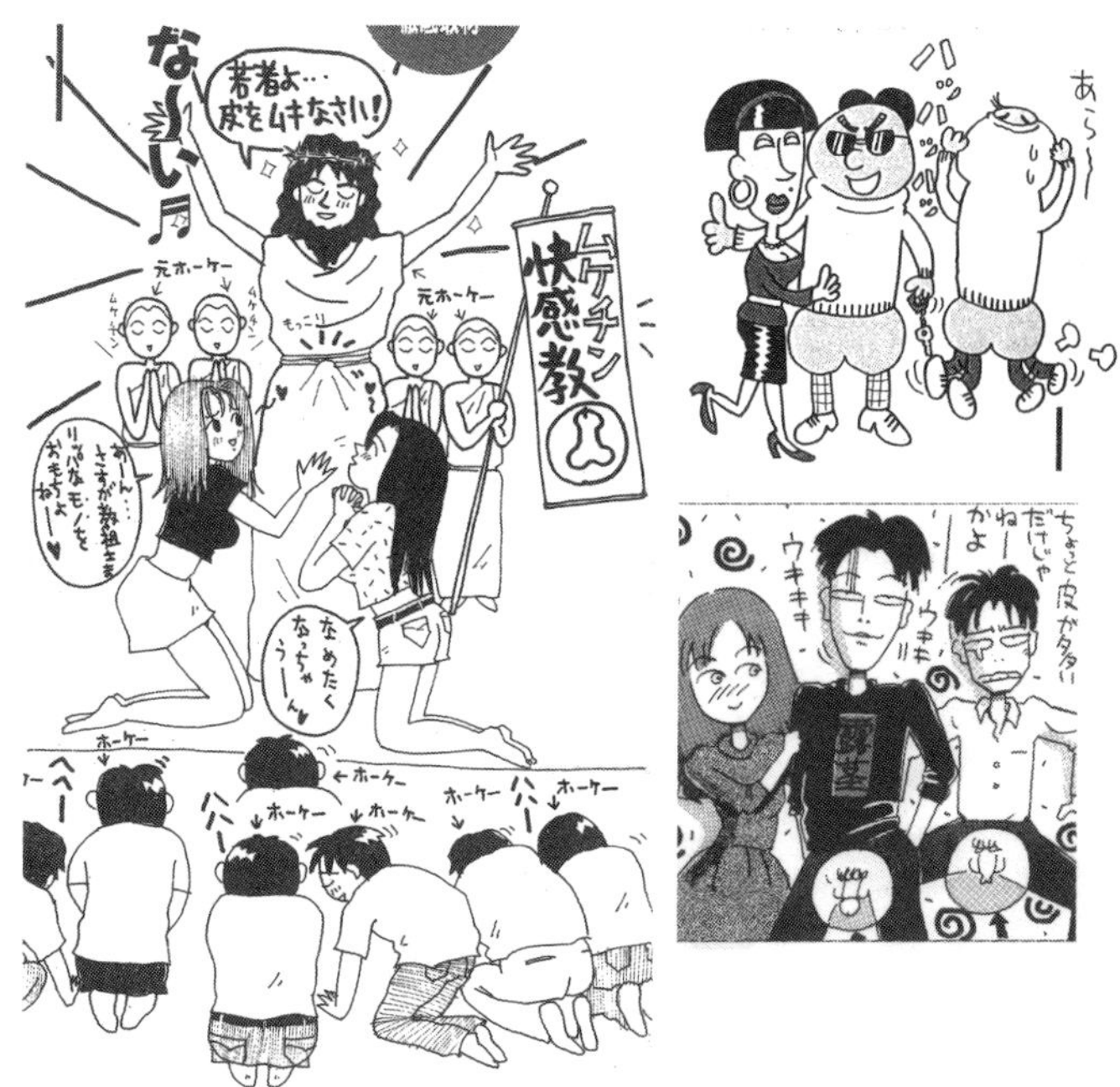

図3－2　包茎をめぐる男性間カーストのクリシェ。（右上図）『ポパイ』1989年8月2日号、147頁、（右下図）『スコラ』1991年9月26日号、126頁、（左図）『スコラ』1995年9月14日号、141頁

は勃起しており、お決まりのように二人の女子が群がり、「あーん…さすが教祖さま　リッパなモノをおもちよねー♥」などといっている。

教祖のいるステージの下では、七人の青年が「へへー」「ハハー」とかしずいている。彼らは「ホーケー」と説明されている。教祖の後に控える四人の弟子らしき者は「元ホーケー」である。手術をすればこちらのステージに昇れますよ、というわけである。

このように、優位に立つ露茎と劣位に置かれる包茎の表象はなかばクリシェとして雑誌上に流通している。前述のように、もともと『スコラ』の包茎記事はお決まりの三要素（一二二ページ）で構成されている。似たような表現が繰りかえされるのは『スコラ』独自の性格によるのではないか、との指摘があるかもしれない。しかし、先に見たように『ポパイ』にも類似のイラストがあり、またクリニックの一般的な広告にも似たような構図がある。[83] 露茎と包茎がおりなすヒエラルキーのクリシェは、特定の雑誌が好んだものではなく、包茎記事や広告全般に見られるものである。

女にやられるとムカつく

自らすすんで自他のペニスをくらべたがる男たちであるが、女にくらべられると怒る。『ポパイ』は、現在の彼氏のペニスが小さいか大きいかがわかる「女のコ」はほかに比較対象を持っているのだとして、「比べられる身になっていただきたい」と憤慨している。[84]

『スコラ』は、元彼が包茎だったことを周囲にいいふらす女を「ヒドイ」と批判する男子高校生の発言をそのまま掲載している。たしかにヒドイ。そのようなことは周囲に吹聴すべきでない。が、包茎者が包茎ゆえにパシリに使われたり、会社で裸踊りをさせられて嘲笑を受けたりするのを「しかたのないこと」とした同誌が、周囲に包茎であることを吹聴する女のみを「ヒドイ」と批判するのは整合性を欠いてはいまいか。

　同誌の整合性の欠如は、女性の知識の正確さを査定する目的で開かれた座談会の記事でも発揮されている。真性包茎の者はセックスできない、という女性の意見を、「真性包茎やかんとん包茎でも、もちろんSEXはできる」と訂正したうえ、「包茎だとSEXできないと信じている女のコは多い」、「結局のところ、女のコたちだって、包茎について正確な知識を持っているわけではない」と、「女の無知」を強調する。

　しかし、その三年前、『スコラ』は真性包茎とかんとん包茎の者に「いますぐ病院に走りなさい」と手術をすすめていたのだった。仮性も含め、手術を受けない包茎者は「地獄に落ちる」とまで書いている[85]。そんな『スコラ』が、女が真性はセックスできない、といったとたん訂正に入るというのはどういうことか。たんに発言者が女だから、という以上の理由はないのではないか。

　たしかに、この記事は「真性包茎やかんとん包茎はセックスできない」と明言してはいない。が、「いますぐ病院に走れ」、「地獄に落ちる」とまでいわれたら、「セックスできない」と解釈する者が出てきてもおかしくない。それが誤解だというのなら、「手術しなくてもセックスはできるが」と書いておくべきである。

同じことを男性がするのは黙認するが、女がすると腹を立てたり、訂正を入れたりする。包茎を差別していた雑誌は、女性をも差別していた。このふるまいは、あるマイノリティを差別する人間は別のマイノリティをも差別するという、差別の普遍的テーゼを思い出させる。

4 仮性に手術は不要論

手術はコンプレックスを解消しない

以前にはほとんど登場しなかったか、勢いの弱かった言説の四つ目を検討する前に、「仮性なら手術はいらない」という説について見ておきたい。「仮性も含めて包茎はすべからく手術すべし」の大合唱の裏で、わずかではあるがこんなものも存在したのである。

たとえば、短小・包茎を肯定するという、『スコラ』では異例の一九八七年の記事には、めずらしく手術の失敗談が取り上げられている。「結果的に失敗しました。もちろん包茎ではなくなったので手術は成功したんですが、手術の跡が普通じゃないんですよ。皮がギザギザ模様になっていて……。この前風俗店の女性に指摘されて落ちこんじゃいました」(東京都　二七歳)。

これにたいして『ＨＯＷ　ＴＯ　ＳＥＸ』で一世を風靡したセックスドクターの奈良林祥（ならばやしやすし）が

「包茎手術を受ける人は一般にコンプレックスが強い人です。手術後、形が違うことで今度はまた別のコンプレックスに陥っちゃうんですよ。こういう人は……」とコメントを寄せている。さらに、この記事の地の文で、「高いお金を払って別のコンプレックスを背負い込むなんて、こんなバカな話はない。女の子だって、体験すれば、仮性包茎なら決してＳＥＸに問題ないとわかるようになるはずだ」と解説している。[86]

手術を相対化するこの手のものは、包茎記事としてはきわめて稀である。まず、手術を受ける人が「コンプレックスが強い人」として特別視されている。そして、「今度は別のコンプレックスに陥」るとして、包茎手術は患者を救済しないことが指摘されている。さらに、手術が「高いお金を払ってコンプレックスを背負い込む」愚行だと位置づけられ、手術を受けることは「バカな話」だとされている。手術へと読者をそそのかすのが至上命令のタイアップ記事には出てこないセリフである。

包茎手術が新たなコンプレックスを生むことは、性カウンセラーの山口みずかも指摘している。「私はキチンとマメに洗って、ムイて痛くさえなければ手術の必要はない、と思っています。だって手術をしたら今度は〝手術をした〟という痕（肉体的な）とコンプレックスが残るワケですから」

手術後の傷跡については、手術をすすめる記事では「残らない」といわれるか、言及が避けられるのがふつうである。しかし、大塚形成外科は正直に「傷跡は残る」と断言する。「切る以上、手術跡が残らないことはありえません。うちの場合、レーザーメス[87]は使ってませんので、キズ跡はシャープペンシルで線を引いた程度のもの。ほとんど目立ちませんが、それでも残らないとは決していいませんよ。ウソはつきたくないですからね」。『まじめなオチンチンの話』がヒットした泌尿器科医の矢島暎夫も、「もちろん傷跡は残るよ。僕は傷跡の残ることはあらかじめ患者に言うことにしている」と明言している[88]。

手術痕が残ることをうっかり漏らしているのは神奈川クリニックの医師である。「昔は手術痕を気にする人はいなかったんですよ。ところが最近は、男がやさしくなったというのでしょうか、手足の毛を恥ずかしがるわ、手術の痕は嫌がるわ、でね」と嘆いている。逆にいえば、痕が残るような手術がおこなわれていたということである。

子細に見てみれば、手術で傷跡がつくどころか短小になってしまったという体験談を『週刊プレイボーイ』に見つけることができる。リアルな包茎手術の様子をおさめたドキュメンタリーAV『これが手術だ』（一九九一年）に出演した男優の久本大痴は、作品内で手術を受けたものの、その後、セックスができなくなってしまった。なぜなら、手術によって皮に余裕がなくなってペニスが小さくなり、女性の体まで届かない事態に陥ったからである。

最近はオナニーをする想像力も衰えてきた。「じゃ、手術しないほうが幸せだったんじゃないですか⁉」という記者の問いかけに、「まあ、しょうがないですよ、やってみなきゃわからなかったんだから」と前置きし、「でも、やっぱり手術したほうが幸せだったと思いますよ」と答えている。[89]だが、久本の「幸せ」発言を額面どおりに受け取るのはむずかしい。

「ラップ」としての包皮

包皮の必要性から手術を否定する声もある。ナース服を着たタレントのナース・シーナは、包茎手術は必要かという一八歳男性からの質問に一九八八年の『ポパイ』で次のように答えている。

必要ありません。セックスはとどこおりなくできるのでしょう? あとは衛生の問題だけじゃないですか。あなたはオフロにあまり入りたくないから包茎の手術をしよう、などと考えているわけですか。そんなことを思いわずらいつつ、ぐじぐじと自分のものをいじくってるヒマがあったら、せっせと石鹼で磨きなさい。〔……〕だいたい包茎が悪いなどと誰が決めたのですか。むきだしの生ものは早く腐るんだ。それに比べボクのは用のないとき、ラップでくるんだ始末のいいモノだぜ。これくらいの感覚で堂々と道を歩いてください。

性カウンセラーの山口と同様、ナース・シーナも、ペニスを清潔に保ちさえすれば手術の必要はないと述べている。包皮を「ラップ」と表現するナース・シーナの言葉づかいは秀逸だ。オリジナリティにあふれているうえ、包皮のペニス保護機能に着目しながら、保護膜をあえて切除しようとする行為のムダさを際立たせる。[90]

包皮の有用性については、他の論者もさまざまな仕方で語っている。カバ園長の愛称で親しまれた東武動物公園長（当時）の西山登志雄は、「天から授かった肉体を変える動物はいないんだよ。人間だけなんだよ。動物は必要に応じて体の中から性器が出てきたり引っ込んだりするんです。なぜかっていうと、いつもムケてたら、アブとか虫に刺されちゃうじゃないですか」と、包皮切除が自然に反したおこないであることを示唆する。

さらに、アフリカの一部民族は割礼をおこなうものの、狩りで草原を走る時に剝けたままだとペニスがスリ切れるので、それを防ぐために包皮をのばして先端を縄で縛っていたのを見たと述べる。結論は「だから必ずしも完全にムケてることが有利になるわけじゃないんだ。結局、包茎手術なんて、美容整形と変わらない」である。[91]

新右翼作家の見沢知廉は、包皮を「ケース」に見立て、「携帯やＰＨＳだって、使わない時はケースにしまっておくだろう。折り畳みの傘だってそうだよな。剝き出しのチ〇ポなんて、ケースのない携帯電話みたいなもんだ」という。ナース・シーナの「ラップ」と同じ発想である。そして、もし、恋人から「あんた包茎じゃない！」となじられたら、「俺の下半身の携帯は、機能バツグンだから、普段はキャリングケースにしまってんだよ。ケースもない携帯なんて、グロテスクだし美しくないと思わない？」といいかえしてやれという。ミケランジェロやギリシャ彫刻など、「最も美しい体」はみな仮性包茎だとも述べている。[92]

漫画家の白木卓は「俺の考えでは包茎とは意味があるから皮をかぶってると思う。ペニスというのはイザ鎌倉の時だけ出ればいいと思うんだよな」、タレントの関根勤は「人間の最も敏感な部分を、使用する時には出して、使用しない時には隠すっていうのはすごく理にかなったことなんじゃないかな」と、それぞれ包皮の必要性に言及する。仮性包茎がなんであるかを知らなかった女優の加藤夏希（なつき）は、ラジオ番組で説明を受けたものの、「なぜ常にペニスが出ていることが正しいのか」納得がいっていない。そして、好きな人といざセックスとなった時に、相手が剝けていたら、「ちょっと引きますよね。ムキ出しか！ みたいな」と発言した。[93] 彼女もまた包皮があるのが男性器の本来のかたちであると理解している。

意外なのは、『ホットドッグ・プレス』の相談コーナーでなにかにつけて「ソープへ行け！」と読者に助言していたハードボイルド作家の北方謙三である。仮性包茎で悩んでいるという相談に「病院へ行け！」と助言するかと思いきや、自身も仮性包茎ぎみであると告白し、「でも俺はむしろそれがいいと思っている」と回答する。なぜなら、「あそこがいつも敏感になっているから」である。包皮の保護機能に着目した発言である。[94]

旅先の東ヨーロッパの公衆便所で観察したところ包茎が多かったこと、割礼をしたイスラムの男が世界でもてているとは思えず、むしろ包茎の多いキリスト教徒のほうが女性関係が盛んであることを挙げ、「仮性包茎なんてたいした問題ではない、と国際的感覚で俺は考えるね」ともいっている。

包茎を肯定するのはなにも有名人だけではない。よくよく記事を探してみれば、市井の女たちもいっている。「セックスできればいいじゃん」、「私は包茎のほうがカワイくてスキ!」、「包茎でも清潔にしていればいいと思う」、「仮性包茎だったらまぁ許せるかな?」、「仮性包茎なんて、セックスしてるときはムケてるんだから全然気にならないよ」。「仮性だったら、ぜんぜん気にすることなんかないのに。だって私が見る限り、完全にムケてる人より仮性包茎の方が多いんだから」という風俗嬢の言葉もある。[95]

雑誌の地の文も、「仮性包茎の場合、手術は不要」、「包茎だという人のほとんどは仮性包茎だから清潔に保てば大丈夫」、「いつも清潔にしていればOKだ」、「常に洗っておけばなんら問題はない」と請け合っている。[96]

肯定のなかにある「しんどさ」

こうした言説が寄り集まって一本まるごと包茎を肯定する記事が、一九八五年の『平凡パンチ』、九〇年の『週刊プレイボーイ』、翌年の『スコラ』に掲載されている。

『平凡パンチ』の記事タイトルは、当時流行していたドラマ「ふぞろいの林檎たち」になぞらえて「ふぞろいのちんぽたち」という。四月のあわただしさを過ぎ、連休もあって、ゆとりの生まれる五月に包茎手術が一番多いと記事はいう。手術をふみとどまらせるためか、記事はあえて四月最終週の号に掲載されている。

ここでは、シナリオライターの「じゃまだ太一」という架空の人物が、短小や包茎など「ふぞろいのちんぽ」に悩む若者を叱咤激励している。「小さくたってえじゃないか。ヘンな形だってえじゃないか。［……］ホーケーだって！　えじゃないか。なんばそんなに気にすっとや。バージンの女に当たったとする。オンナの知ることになるチンポはおめーのだけだから、まったく気にする必要なし。遊びまくったオンナに当たったとする。変わったチンポは喜ばれる」などと、[97]ひたすら包茎を肯定する。

『週刊プレイボーイ』は「『包茎伝説』の大ウソ」のタイトルで、手術必要論に正面から疑問を突きつける記事を掲載している。記者は冒頭で「包茎という問題は、今まですべての日本男児に、くらーい影を落としてきたわけであるが、本当に包茎というのは恥ずかしいことなんだろうか」と、青年誌の四半世紀の歴史においておそらくはじめての問いを発する。そして、「「包茎は異常性愛に走りやすい」とか、「包茎は犯罪の引き金」とか、「包茎は性格異常の遠因となる」とか、これってただの言いがかりじゃねーの？って言いたくなるような脅し文句のいっぱい詰まった医学書（？）が、書店の棚に所狭しと並べられている現状は誰が考えたって行き過ぎだよな」と当然の指摘をしている。

そののち、永井明医師に取材をし、仮性包茎は清潔にしていれば問題ないとの助言を得る。「とにかく今の世の中、金儲けばっかり考えてるヤカラが多いからね。アメリカじゃ、日本みたいなチェーンのクリニックなんてなかったし、包茎がどうのこうのって聞いたことないよなあ」という、日本の状況を相対化する発言も引き出している。

記事は最終的に、仮性包茎手術はしたい人だけがすればいい手術であって、カッコ悪いとかモテないとかいうのは、「今どきの間違った常識」に振りまわされているにすぎないこと、仮性包茎でありながらも家庭を作り、子どもをもうけ、「リッパな社会人」として生きている人が大勢いることを述べる。結論は、「さあ、キミも間違った包茎伝説などさっぱりと忘れて、明日から人前で堂々とパンツを脱いでみようじゃないか！」である。[98]

翌年の『スコラ』の記事は、「包茎 この夏手術無用の逆転ハイテクでスーパーヒーローになる!!」というもので、包茎者がセックスで女性を悦ばせる方法を伝授している。時間をかけたクンニリングスで彼女を「意識朦朧」にさせ、コンドームの二～三枚がさねと、デート前にオナニーで抜いておくことで早漏防止をはかればよいという。「包茎のままの今こそが、SEXテクを身につける絶好のチャンスだってことに気がつきなさい[99]」と、包茎をむしろ天からのギフトととらえるよう読者を励ます。

各誌とも、他の号でさんざん包茎者を脅してきた。その事実をすっかり棚上げできる神経に唖然とするが、それは措いておく。包茎否定の大合唱のなかで、これらの記事は包茎者にとって暗闇にさす一条の光のような存在だっただろう。

だが、一方で、ポジティブな姿勢のなかにも「しんどさ」がひそんでいることも指摘しておかねばならない。それは「何者か」にならなければならないと読者が急かされるしんどさである。

一連の記事は、包茎であっても「リッパな社会人」、「スーパーヒーロー」になれると主張する。

が、男子たるもの「うだつ」を上げなければならないというプレッシャーがある社会[100]では、それは新手の抑圧にはなっても、抑圧からの解放にはならない。その点では、手術をして一人前になれと急かす言説と変わるところがない。男子がうだつを上げ、「何者か」になることをよしとする価値観は、手術をすすめる記事も不要とする記事も共有していたのだった。

5　包茎手術は「心の手術」論

精神的包茎

以前はほとんど登場しなかったか、勢いの弱かった言説の四つ目は、包茎手術は「心の手術」であるとするものである。不潔になりやすい、包皮炎などになりやすいといった肉体的な問題をうったえるものも戦前から変わらず存在する。が、戦後の青年誌はそれに加えて、包茎はコンプレックスになり、暗い性格になるから手術なさいと、「精神の問題」を持ち出して読者を急かす。全記事の約四分の一にあたる三六件の記事に見いだせる。

精神の暗さは対女性の場面で発揮されると記事は告げる。仮性包茎者にも手術をすすめる一九八八年の『スコラ』は、「包皮炎や陰茎ガンになりやすいことはもちろん、それ以上に包茎であることのコンプレックスが人間関係、特に女の子とのつきあいに影響するとしたならもっと大変だ」と、[101]肉体的問題以上に精神的問題のほうが重いと述べている。
この状態を一九九〇年代はじめの『スコラ』は「精神的包茎」と名づけた。もちろん医学事典には載っていない。独自の造語である。が、あたかも専門用語であるかのように複数の号で使っている。「手術前と手術後では患者さんはまるで別人。ほんとうに明るくなりますね。包茎だということで女のコの前でいつもオドオドしていたのが、急に明るく積極的になるんです」という岡和彦の談話を載せた記事の見出しは「「精神的包茎」も治っちゃうぞ」である。[102]
別の号でも同様のケースを持ち出して、「この〝精神的包茎〟、かなり根が深い。包茎でもいいという女のコより、包茎だけはイヤというコの方が多いのが現実だ。なるなといわれても消極的になってしまう」と説明している。[103]
さらに別の号では、「包茎コンプレックスにより精神がズタズタになった状態。何をやってもウマくいかず、何をしてもつまらない。すべて包茎のせいだと考えるようになること」と改めて定義をし、雑菌をかかえやすくなることや亀頭の発達が遅れることよりも「深刻な問題」だとしている。そして、精神的包茎にならないためにも、手術をすすめるという医師の助言につなげる。[104]
手術は肉体的問題よりも精神的問題を解決するという説が一定の定着をみるのは、一九九〇年代半ばと考えられる。九六年に『SPA!』で、ある泌尿器科の医師がはっきりと「仮性は病気じゃない」と前置きしながら、「でも、包茎だから自分に自信が持てないとか、そのせいで本人の性格に影響するというなら手術します」と述べている。[105]本来、仮性には手術は不要という立場からすれば、「とうとう暴露しやがったな」という感じがある。

同年の『ポパイ』の記事も、やはり暴露調である。見出しは「単なる手術ではない。これは一種の自己啓発なのだ」。そのいわんとするところは、「自己啓発」＝精神的ななにかを変えるのが主たる目的で、肉体的変化は二の次、である。記事は「包茎手術はカラダだけでなくココロの手術でもある。［……］包皮と一緒に長年のコンプレックスをも切り捨てよう」と呼びかける。神奈川クリニックの医師のコメントは「手術によって精神的な満足感を得られますよ」、「ほとんどの人は仮性包茎であり、医学的には何の問題もありません」[106]。一九九〇年代半ばにいたって、手術をすすめる記事は、「肉体的問題」で手術を正当化することをやめてしまったかのようだ。

マッチポンプとしての包茎言説

包茎言説が爛熟に達した一九九〇年代半ばに、包茎の「精神的問題」が強調されたのは必然だったといえる。というのも、仮性包茎が肉体的になんの問題もないことは戦前からわかっていたことだからである。清潔さの問題は洗えば解決することだし、亀頭包皮炎もしかりである。包茎と陰茎ガンや子宮頸ガンの関連性も医学界では疑問符が付されている[107]。亀頭の成長にかんする議論も最初からブレていた。はじめの何年かは通用していたとしても、そのうち批判されるのは目に見えている。となると、手術を推進したい雑誌が頼れるのは「精神的問題」しかない。

だが、その「精神的問題」こそは、雑誌が作り上げたものだった。どのようにしてか。「包茎ってキライ、フケツ」という「女の意見」、お前は同性に見られているという「男の視線」の存在を絶えず語りつづけることによって。こんな言葉を定期的にシャワーのように浴びせられれば、誰だって女性に積極的になれないし、「暗く」なる。

そこに華麗に登場するのが、「あなたの精神的問題を手術で解決しましょう」という包茎クリニックの医師たちである。この医師たちの言葉はどんな媒体に載って届けられたか。これまた雑誌である。

もうわかっただろう。雑誌や、雑誌にタイアップ記事を出していた包茎病院がしていたのは、火のないところに火をつけ、自ら火消しをはかるマッチポンプ行為であるということに。「女の意見」や「男の視線」は過激であればあるほどよい。そのほうが読者の苦悩は深くなり、クリニックに誘導できる可能性も高くなる。広告に効果があれば、出版社はクリニックから広告料を取ることができる。

女性に嫌われるから、同性に軽んじられるから手術すべき。一九八〇年代以降、仮性包茎の恥ずかしさは、「他者にバカにされる恐怖」とイコールになった。他者の視線を意識させるプロモーションの手法は、アレンジを加えて中高年にも用いられた。次章では、中高年を包茎手術へと誘う言説を見る。

第4章

中高年と包茎——一九八〇年代から現代まで

1 「侮蔑」から「肯定」へ――中高年というターゲット

包茎手術を受ける若者をバカにする中高年

青年誌に包茎手術をすすめる記事が増えはじめた一九八一年、中高年男性を主な読者とする週刊誌『週刊現代』に、包茎手術を受ける若者をあざ笑う記事が掲載される。タイトルは「新風俗レポート　恋人や母親つきで〝性器改造〟を受ける奇妙な若者たち」。彼女や母親にうながされて若者が包茎手術を受けにくるのを、「牛に引かれて善光寺参り」ならぬ「女に引かれて病院参り」と表現し、なさけない現象として揶揄している。

記事には、高校生ぐらいのガールフレンドに無理やり病院に連れてこられた大学生ぐらいの若者や、「手術しなければ他の男と浮気しちゃう」と短大生の彼女にいわれてしかたなく受けにきた大学生が登場する。別の大学生は、仮性包茎なので手術は不要と自分では思っていたが、ＯＬの彼女に病院に連れてこられた。診察室に入ってきて「ぜひお願いします」と医師に頼んだのは彼女のほうで、手術費用も彼女もちである。「お父さんは立派なアレなのに、この子のは短いんですの。遺伝してくれればこんなことないのに」と医師にこぼす四〇代の母親は、高校生の息子を連れてきている。

医師も証言する。青年誌にもたびたび登場していた増田豊医師は、女性とともに来院する男性は、かつては一%もいなかったが、一九七一年か二年ごろから増えはじめ、七五年になってから急増したと述べる。現在では二割になったという。なさけない若者が増えているという印象を読者に与える発言である。

別の医師は、来院する三〇代男性の一〇〇%が結婚するまで童貞、と彼らのプロフィールを総括する。ほとんどが長男か末っ子、あるいは一人っ子の「過保護育ち」で、一流大学は出ているがスポーツ経験なし、勤めは公務員か一流企業の経理課か人事課という地味な人、などと分析している。男性の大半は長男か末っ子か一人っ子なので、そこになんらかの意味を見いだすのは無理があるが、そうした点がかえりみられることはない。手術を受けるのは、もれなくなさけない男であるとでもいいたげである。

記事は、若者と、読者である「われわれ中高年」とを比較している。包茎の若者の場合、オナニーをしても痛いだけで、オナニーから遠ざかり、ふれることさえイヤになる。しかも他人に相談できないので、セックスをしてはじめてことの重大さに気づく。これにたいし、「われわれ」中高年は、中高生時代に友人同士で「ムケたかムケないか」と包茎の状態をたしかめ合い、オナニーの情報交換をし、女体のあれこれについて大いなる興味を持って「研究」した。「われわれ中高年」は早い時期から性知識をそなえ、包茎が少ないのに、今どきの若者は……といいたいのである。[1]

この『週刊現代』の特集から約八カ月後、同じく中高年向けの週刊誌『週刊宝石』にも類似の記事が掲載される。包茎手術を「屈辱オペ」と表現し、これを受ける若者の増加を「ヤング人間シンドローム」と病理化している（図4-1、右）。若者のあいだの包茎手術ブームを揶揄するトーンは『週刊現代』とまったく同じである（図4-1、左）。

『週刊宝石』の記事では、包茎の若者が急に増えたわけではないのに包茎手術を受ける若者が増えたのはなぜか、という問いを立て、「包茎に対する考え方の変化」に原因があるとの答えを出す。包茎に悩む若者は昔もいたに違いないが、手術を受けるには「断固たる勇気」を必要とした。しかし、今の若者は、「まるで屈辱感がないもののように」、「いとも簡単に」手術を受けようとすると、批判的に述べている。

若者が包茎手術を受けることを、「屈辱感の不在」つまりプライドの不在としてネガティブに評価している。当時、中高年雑誌を読むオジサンたちにとって、包茎手術を受けることは「男らしくない」行為だったことが推察される。少なくとも、そのように雑誌が読者に語りかけてもおかしくない雰囲気が当時はあった。

若者の「包茎に対する考え方の変化」が生じたのはなぜだろうか。記事が挙げる理由のひとつは、「奥さんや彼女にせっつかれて」である。「どうも、最近の若い人たちが包茎手術をする裏には、女性の実利的なものの考え方があるようです」と医師は分析している。治せるものなら治してしまえと女たちが考え、男に手術を強いているといいたいようだ。

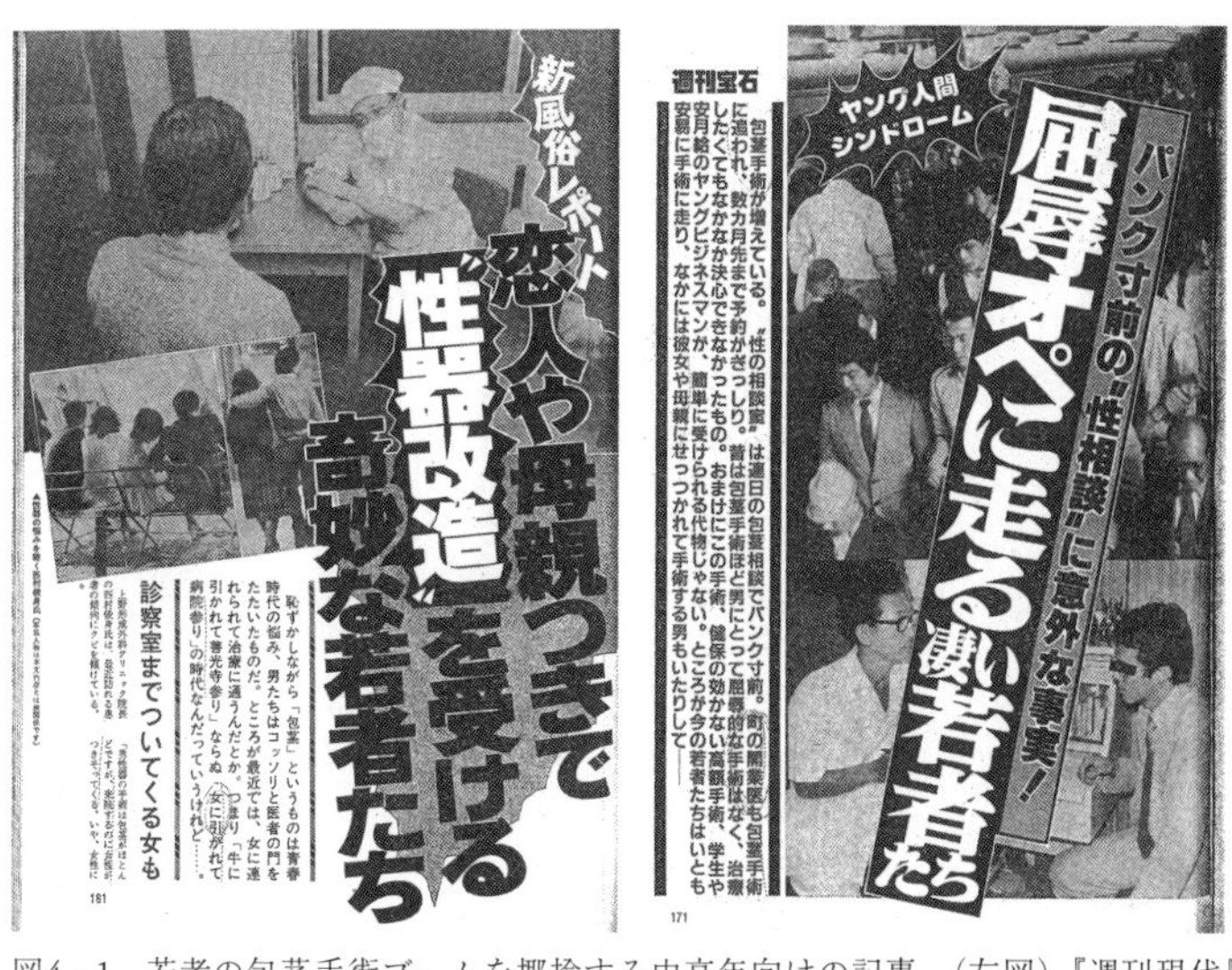

新風俗レポート

恋人や母親つきで"性器改造"を受ける奇妙な若者たち

恥ずかしながら「包茎」というものは青春時代の悩み、男たちはコッソリと医者の門をたたいたものだ。ところが最近では、女に連れられて治療に通うんだとか。つまり「牛に引かれて善光寺参り」ならぬ「女に引かれて病院参り」の時代なんだっていうけれど……。

診察室までついてくる女も

181

週刊宝石

ヤング人間シンドローム

パンク寸前の"性相談"に意外な事実！

屈辱オペに走る凄い若者たち

包茎手術が増えている。"性の相談室"は連日の包茎相談でパンク寸前。町の開業医も包茎手術に追われ、数カ月先まで予約がぎっしり。昔は包茎手術ほど男にとって屈辱的な手術はなく、治療したくてもなかなか決心できなかったもの。おまけにこの手術、健保の効かない高額手術、学生や安月給のヤングビジネスマンが、簡単に受けられる代物じゃない。ところが今の若者たちはいとも安易に手術に走り、なかには彼女や母親にせっつかれて手術する男もいたりして——

171

図4－1　若者の包茎手術ブームを揶揄する中高年向けの記事。（左図）『週刊現代』1981年3月26日、181頁、（右図）『週刊宝石』同年11月14日、171頁

もうひとつは、手術がいまや「ファッション」になりつつあるためである。セックスドクター・増田による患者へのリサーチによれば、包茎手術の動機が変わってきているという。かつては、性交ができないので、あるいは性病や尿道炎にかかりやすいので、などの病気治療もしくは予防を目的に受ける人が多かった。しかし、最近は、ペニスの格好が悪いから、性感をよくしたいから、など「セックスを楽しむため」が動機として圧倒的に多くなっている。「包茎手術も一種の流行なんですかね」、「包茎手術を受ける恥ずかしさよりも、流行に遅れる恥ずかしさのほうを重く見ているんじゃないでしょうか」と増田は分析する。この分析を受けて、「包茎手術はファッションと化しつつある」と記事はまとめる。[2]

「なんとも不思議な変化ですネ」といった調子で他人ごとのように語る増田だが、増田こそは変化をもたらした張本人のひとりであった。増田が監修している『平凡パンチ』一九七四年の記事は、セックスに支障はないが早漏などになる、と仮性包茎の若者に手術をすすめている。[3]この記事を読んだ若者が早漏防止のために手術を受ければ、早漏ということの性質上、その動機は「セックスを楽しむため」になる。増田は青年誌では「セックスを楽しむために手術せよ」と若者を動機づけしながら、中高年向け雑誌では他人ごとのようにトボケていることになる。

これらの若者批判の記事から確認できるのは、一九六〇年代の性器整形ブームと、八〇年代以降の包茎手術ブームのあいだには断絶があるということだ。まず、客層が違う。性器整形ブームを牽引したのは中高年だった。六〇年代の性器整形ブームの立役者である野方の医院に亀頭整形をしにやってきた主な客層は三〇～五〇代だった。[4]亀頭整形だけでなく包茎手術も同じようなものだったと推察される。しかし、若者の包茎手術を揶揄する言説が、「あなたもそう思いますよね」とばかりに中高年に差し出されたということは、八〇年代はじめの時点で、包茎手術ブームの中心は中高年ではなく若者であったことを意味している。

六〇年代と八〇年代とでは記事に登場する医師も変わった。性器整形ブーム時によく雑誌に登場していた野方らは八〇年代以降の包茎記事にはほとんど出てこず、代わって包茎手術を売り込む高須ほかの発言が目立ちはじめる。八〇年代半ばには、野方と、独自の包茎手術を開発した大慈弥とのあいだで論争が起きてもいる。[5]性器整形ブームの担い手と包茎手術ブームの担い手とのあいだに考え方の違いがあったことを示す例である。

亀頭整形から延長・増大術まで、福袋的にいろいろな手術を提供していた性器整形ブームは終わり、その一商品にすぎなかった包茎手術が頭角をあらわしてくる。主なターゲットは若者であって、中高年は遠巻きに見てバカにする。それが一九八〇年代はじめの状況であった。

急に若者を褒めだす

だが、中高年向け雑誌による若者の包茎手術批判は長くはつづかなかった。一九八〇年代後半になると、これらの雑誌は手のひらをかえしたかのように包茎手術を受ける若者を賞賛しはじめる。一九八七年の『宝石』は、中年以上の「オジン族たち」からは「新人類の考え方は理解できない」といった声が聞こえてきそうだが、と留保したうえで、「包茎の害が広く知れ渡り、治すのを当然と考える若者が増えたことは喜ぶべきだろう」と、若者の包茎手術ブームを歓迎している。[6]

同年の別の号では、「旧人類」と「新人類」を比較し、後者に軍配を上げている。包茎手術を受けるのは早ければ早いほどよいのだが、一般的に結婚が決まってからあわてて駆け込む人が多い。その点、新人類である一〇代の若者のほうが、包茎に対する知識が正確で行動もすばやいと、ほめるコメントを載せている。[7] 姉妹誌『週刊宝石』が包茎手術を「屈辱オペ」と呼び、それを受ける若者を論難していたことは忘却のかなたである。

今や若者は包茎の弊害についてよく知っており、包茎とわかればすぐ病院へ駆け込んでくる、と述べる同年の『アサヒ芸能』の記述も同種のものだ。このことは「合理的な考え」にもとづく行為として高く評価されている。[8]

タイアップ記事と岡和彦

中高年向け雑誌が若者を急に賞賛しだしたのは、なにも若者にたいしてフレンドリーになったためではない。中高年にも包茎手術をプロモーションするために方向転換したのである。先に取り上げた若者賞賛の記事は、それぞれ新宿形成外科クリニック、ワセダ形成外科、高須クリニックの宣伝をするタイアップ記事である。

タイアップ記事は中高年向け包茎記事の多くを占める。クリニックの住所または電話番号、もしくはその両方が記載されている記事をタイアップ記事と定義すれば、一九七四年から二〇一九年のあいだに中高年向け雑誌に載った包茎記事二九五件のうち一五九件がそれであり、およそ二分の一を占める。

タイアップ記事を掲載する媒体や、登場する医師もしくはクリニックに偏りがあったことも見のがせない。一五九件のタイアップ記事中、半分以上にあたる八六件が『アサヒ芸能』によるものである。また、全体のおよそ三割にあたる四九件が、新宿形成外科の岡和彦が登場するものだった。もちろん、新宿形成外科が出版社にお金を払っての登場である。

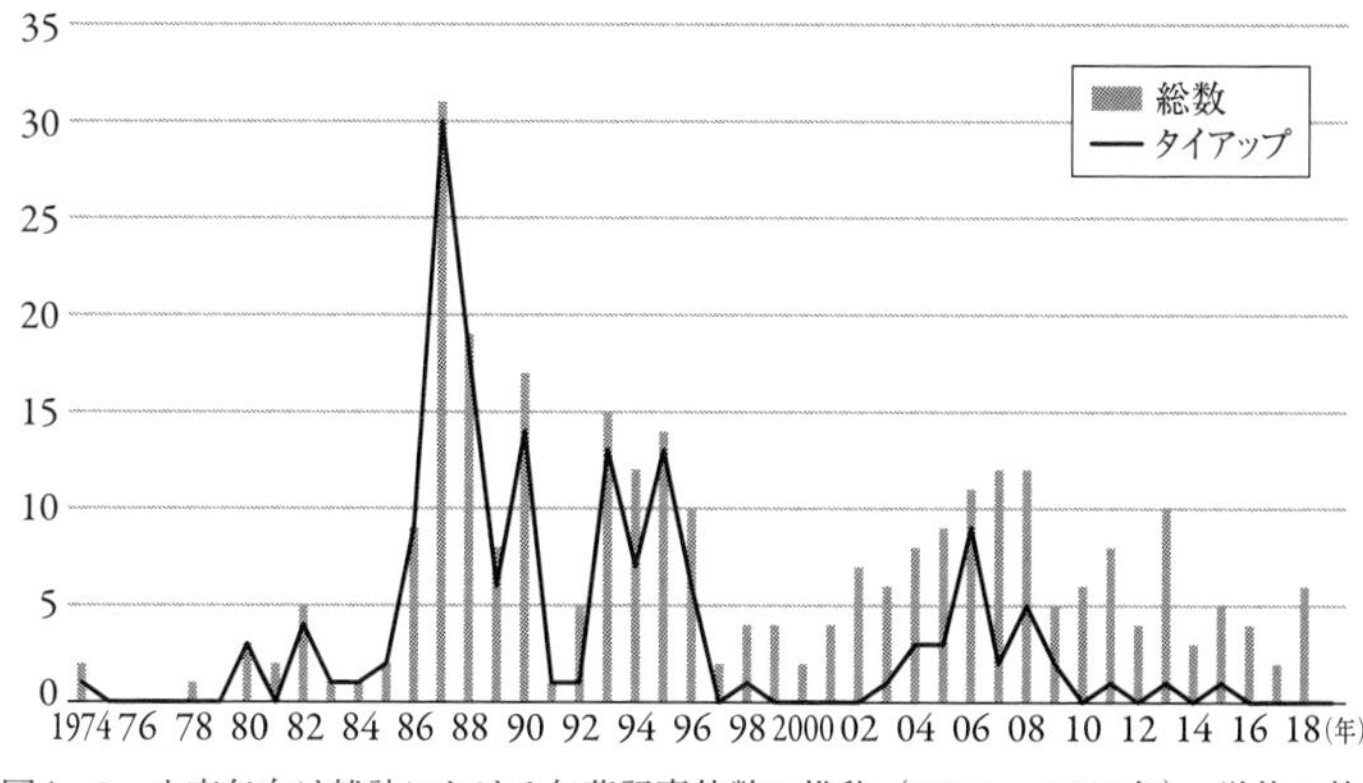

図4－2　中高年向け雑誌における包茎記事件数の推移（1974～2019年）　単位：件

タイアップ記事の最盛期は、だいたい一九八六年から九五年にかけてであり、年間一〇件前後の記事が出ていた（図4－2）。そのなかで九一年と翌年は低調だが、おそらくこれは岡和彦の脱税事件が関係している。岡は五年間に約一五億円の所得隠しをして、九〇年に東京地検に告発された。[9]それ以前はさかんにタイアップ記事で見られた岡の姿は、九一年から翌年にかけてふっつりと消える。岡の医院がタイアップ記事を出稿しないため、タイアップ記事だけでなく包茎記事全体の数が減った。

一九九三年以降、新宿形成外科の院長として登場するのは息子の和樹である。どうやら九二年ごろに和彦は死去したらしい。「父親が突然亡くなってしまったので、そのときは、病院を継ぐか、自分が考える道を取るかで、相当悩みました」と和樹はインタビューで語っている。[10]

このように、タイアップ記事の数は個人の動向いかんで増減する。資金力のあるクリニックがお金を出せば、人びとを手術へとうながす記事がメディアに流通し、そうでなければやむ。情報の主戦場が雑誌からネットに変わった今でも事情は同じである。クリニックの資金力によって流通したりやんだりする「包茎知識」が公正中立なものかどうかは考えてみる必要がある。

なお、青年誌のタイアップ記事で見られた金太郎アメ式の文章の使い回しは、中高年向け雑誌でも見られる。『アサヒ芸能』の一九八七年のある号は、帰宅途中に医院に寄って包茎手術を受けるサラリーマンがいるというエピソードに、「気軽なものだが、それもそのはず」とコメントしている。その一カ月後の号でも同じエピソードを取り上げ、「気軽なものだが、それはまた当たり前だろう」という酷似したコメントを付している。同じ年の『宝石』の場合、医者から手術をしましょうといわれると「ゾーッとしない人のほうが少なかろう」と書いた一カ月後に、同じシチュエーションについて「だれだって背筋がゾーッとする」と書く。九五年と翌年の『アサヒ芸能』では、「意外と多い中年の仮性包茎」というまったく同じ見出しが違うクリニックの紹介で使われている。[11]

包茎に悩む中高年の登場

若者批判をやめ、タイアップ記事を載せだした中高年向け雑誌は、「手術は若者だけでなく中年のものでもある」とさかんにアピールする。たとえば、「包茎手術の希望者は二十歳前後が圧倒的に多いが、最近は手術をしそびれた中年過ぎの人たちが増えている」、「「包茎」の悩みといえば、とかくヤングに多いと思われがちだが、実際は三十代を中心に、働き盛りの中年族の中にも相当数いるといわれている」など。[12]

いずれも、若者だけでなく中年も包茎に悩まされていることを報告している。ただし、これをたんなる事実の報告としてとらえるのは早計だろう。「あなたも悩んでいませんか」と読者に語りかけ、ニーズを掘り起こす「誘い水」的な機能もあると解釈するのが妥当である。

そこでは医師の言葉も、そうした機能を担っている。「当院に来られる包茎の患者さんは、意外と思われるかもしれませんが、30歳代から50歳代の方が多いんですよ」、「若返った、と言ってみなさん喜んでいますよ」、「ある中年男性なんかは、古女房が喜んでくれたなんて電話をかけてきたりしたもんです」と医師たちが発言している。仮性包茎に悩んで来院する五〇代はいるかという質問に、「そりゃ、いますよ」と、当然とばかりに医師が答える場面も見られる。[13]

当事者の喜びの声も、強力な誘い水である。「仮性包茎と40年余りつきあってきたわけですから、手術を終えた瞬間は、ほんとうに感激しましたよ」という薬品メーカー勤務の四三歳の声、「いやあ、こんなことならもっと早く、二十代の前半にでも受けとるべきでした。実は手術を受けて一カ月後に東京のホテルに女房を呼び〝試運転〟したんですが、ものすごい持続力がつきまして」という大手電機メーカー勤務の三三歳の声など、中年の「やってよかった」の声は枚挙に暇がない。[14]

なかでも「もっと早く受けておくべきだった」というフレーズは常套句と化している。三九歳は「なんで20代前半に、やっておかなかったんだろうという思いです」と述べ、八七歳は「こんなに簡単で痛みもないいんだったら、もっと早くやっとけばよかった」とポツリとつぶやく。医師は「こんなに簡単な手術ならば、もっと早く来ればよかったと、みなさん言いますね」と高齢者の様子を伝え、編集部は記事に「若いうちに受ければよかった！「中高年の包茎手術」急増中！」という副題をつける。[15]

ここまで読んで、タイアップ記事のいう包茎に悩む中高年は本当に存在したのか、という疑問を持つ人がいるかもしれない。産婦人科医の北村邦夫が『日本経済新聞』に包茎について書いたところ、問い合わせが相次いだことを一九九四年に証言している。[16]「日経の読者だから、思春期はとっくに過ぎた世代です。そんな世代でもまだ、悩んでるんですね」と北村はおどろきをもって語る。北村は美容整形クリニックを営んでいるわけではないため、集客目的でした発言ではないはずだ。それなりの数の「包茎に悩む中高年」が存在したことは、信じてよいだろう。

仮性包茎の問題化と「放置」の禁止

青年誌でターゲットとなった仮性包茎は、中高年向け雑誌でもターゲットとなっている。そこで挙げられる「包茎の害」も、不衛生になる、病気にかかりやすい、短小、早漏を招きやすいなど、青年誌とほとんど変わらない。

ただし、青年誌ではそれほど使われなかったキーワードが頻出している。「放置」である。たとえば、包茎の知識を持っていれば若いうちに治療をしているのだろうが、一般的にはとりたてて騒ぐほどのものではないという認識のために、「ついそのまま放置して、中年になっても包茎のままということになるんです」と包茎医が警鐘を鳴らす例がある。あるいは、「包茎のままウカウカと思春期を過ごし、中年に至っても放置している男性が多い」という苦言が呈される。[17]「なまじ

「ウカウカと」包茎を「放置」してしまうのは、彼らの多くが仮性包茎だからである。「なまじカリが時々、顔を出しているものだから、自分が包茎であるということに案外気づかないいんです。で、中高年になっても包茎のままでいる男性が多いんです」と匿名の医師が語っている。[18]

そんな仮性包茎は「所詮は「欠陥品」」であり、「正常と異常の境界線上にある厄介な代物」、「一日も早く治療したい」症状であると記事は問題視する。仮性包茎は包皮がめくれるだけに毛が巻き込まれ、包皮が傷つくので、「エイズにかかる率が高い」と、エイズパニックから間もない一九八七年に高須が語る記事もある。[19]

なにも問題なさそうであるがゆえに放置されるが、じつは問題をかかえている。中高年の仮性包茎をこのように表現する記事は、「真性包茎だったら一大事と思うのでしょうが［……］皮がむけるばかりに軽視しがち」、「仮性包茎を〝軽傷〟などとあなどってはいけないんです」、「欠陥であるからには真性も仮性も同じ」、「放置したままになりやすい仮性包茎は、中年まで持ち越されてしまうことが多い」などと、読者の不安をあおる。[20]

「俺のペニスは大丈夫」と自信を見せる読者をも記事はのがさない。「自分のは包茎であってほ

しくない」という「願望」がいつのまにか「自分は包茎ではない」という「思い込み」になり、「これで、長年、包茎で押し通してしまったという、中・高年が多いのだそうだ」と指摘するのは『アサヒ芸能』である。[21]お前の確信など「思い込み」に過ぎない、といいはなつことで、自分は包茎ではないと思っている男性をも不安にさせる解説である。

手術が不要な仮性包茎もあるとか、来院する患者の一部は手術しないで帰しているなどの一見良心的な医師のセリフもタイアップ記事には見られるが、[22]字義どおりに受け取るべきではないだろう。そのようにいう医師が別の記事では仮性包茎にも手術をすすめているからである。[23]自己診断では要手術かどうか判断がつきにくいことを見越したうえで、医師の判断をあおぐべく読者をクリニックに来させようとする営業トークととらえたほうがよい。

「放置」というキーワードは、青年誌よりも中高年向け雑誌で効力を発揮したと考えられる。問題なく過ごしてこれた歳月は、年上であるぶん若者より中高年のほうが長く、自己のペニスへの「信頼度」も高い。その信頼と実績を打ち砕くには、仮性包茎を問題化したうえで、たんにあなたは問題を「放置」していただけ、と脅すのがよい。中高年向けのプロモーションには中高年を手術に向かわせるのにふさわしい売り文句が採用されており、それが「放置」だったと考えられる。

青年誌であまり見られず、中高年向け雑誌で見られる言説はほかにもある。第一に、包茎と仕事能力を結びつける「ゴルフ言説」、第二に、死後に親族にペニスを見られることを心配させる

「お棺言説」、第三に、介護を受ける立場になった時の心配を喚起する「介護言説」である。以下に見ていく。

2　ゴルフ言説——仕事能力と包茎

取引先の股間を見る

第一の「ゴルフ言説」は、「ゴルフ後の風呂で包茎がバレると仕事能力が疑われる」というものである。「近ごろは、接待ゴルフも盛んで、そうなれば男同士、裸のつきあいで一緒に入浴という機会にも直面する。中年になって、あわてて治療を受ける人に多いのもこのタイプ。きれモノで通っていた営業マンが「包茎」では、ちょっと具合が悪い」という記述はその例のひとつだ。[24] 接待ゴルフとは、取引相手などと一緒にコースを回り、親睦を深めて仕事を有利にすすめる商習慣のひとつで、プレイ後は皆で一緒に入浴することが少なくない。相手方に性器を見られるのは十分に考えられることで、そのさいに「きれモノの営業マン」が包茎では「ちょっと具合が悪い」のだと記事はいう。

冷静に考えてみれば、取引先の性器を見たり、見られたりする機会がビジネスの延長線上にあるという事態そのものがかなり特異なのだが、さしあたりそれは措いておく。ここで重要なのは、わざわざ「きれモノ」が包茎だった事態を取り出して、そのことを「ちょっと具合が悪い」とする意味である。それは「相手から包茎と認知されることで、あなたの仕事能力が低く見積もられるかもしれませんよ」という脅迫だ。包茎と仕事能力が結びつけられているのである。

「昇進と同時に、旅行、ゴルフとつきあいの機会がなにかと増えたが、包茎が気がかりで裸のおつきあいを辞退――なんて、なさけない中年包茎マンまで現れる」ことを問題視する記事では、たんに包茎であることが「なさけない」のではなく、包茎ゆえに「裸のおつきあい」を避け、昇進のチャンスをフルに活かせられない仕事能力のなさが「なさけない」と評されているのだと解釈できるだろう。[25]

包茎の者は、役職につき、部下を従える立場になっても、同性と温泉に行ったり、ゴルフ後にシャワーを浴びたりするのを躊躇するという記事も類似のものだ。「どんなに偉そうなことをいっても包茎というレッテルが貼られれば威厳が損なわれてしまう」と断言している。[26]

ゴルフ後の風呂の苦悩は当事者の口からも語られる。三二歳の仮性包茎の営業マンは、性生活にはなんら問題は感じていないものの、ゴルフ後に皆と風呂に入らなくてはならず、タオルで前を隠しているが、「どうも恥ずかしくてなりません」と雑誌の悩み相談室で吐露する。地方銀行に勤務する三〇歳は、子どももでき、性生活に差しさわりはなく、妻も何もいわないが、仮性包茎ゆえ、ゴルフ後の風呂で前を隠さざるをえない。ある中年男性が包茎手術を受けた動機は、ゴルフのあとに仲間と一緒にシャワーを浴びようとしたが、包茎であるためにそれができなかったことだった。[27]

建築会社に勤務する二八歳の現場監督は、ペニスの小ささが仕事に差しつかえることを告白している。業務の性格上、現場作業員といっしょに風呂に入ったり、立小便をしたりすることが多い。そのさい、互いにペニスを観察しあうが、「あ、あの野郎小さいくせにエラそうなことばかりいいやがって」と思われたら、馬鹿にして指示もよく聞いてくれなくなる。[28] このエピソードが載ったのは女性誌だ。読者は女性であり、タイアップ記事でもない。手術を売りこまんがためのセリフでないだけにリアリティがある。

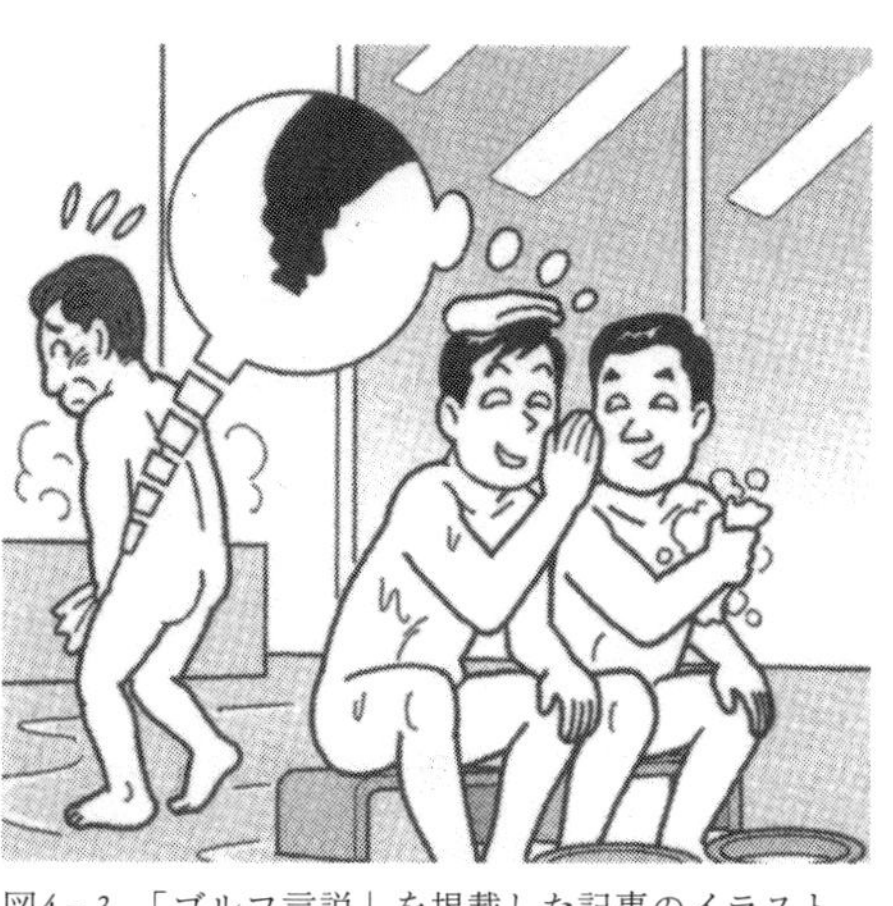

図4－3 「ゴルフ言説」を掲載した記事のイラスト。『週刊大衆』2015年8月10日、54頁

「男らしさを売りものにしてデカイことを言ってた俳優なんかが、死んで包茎だったことが分かったなんて、様にならない」というピンク映画監督・山本晋也の言は、けなす側の意見である。包茎だと「売りもの」の「男らしさ」に傷がつくというのだから、これも包茎と仕事能力とを結びつけた発言である。[29]

包茎と仕事能力が結びつけられる男性社会では、包茎をすすんで治療する者は「デキる男」の認定を受ける。京都のあるクリニックは、サラリーマンが出張ついでに来院するというふれこみであった。その記事に、「出張ついでに包茎の悩みを解消するわけで、さすがビジネス戦士は要領がいい」という記述がある。[30]「ビジネス戦士」は、仕事も包茎治療もソツなくこなす、というわけである。

結婚前に包茎手術をし、その証明書を婚約者に見せることを、包茎医の岡和彦が提案している。包茎が「仕事にまで影響する大変な病気」という認識にもとづくものであることはいうまでもない。[31]

ついて回る風呂という「地獄」

入浴時に中高年のペニスをまなざすのは仕事相手だけではなかった。三一歳の高校教師は、修学旅行などの集団入浴で生徒に見られることが苦痛で手術を受けた。生徒の前で堂々と裸になれないのは、「男の教師として」失格であるというのが彼の考え方である。[32]どのような理屈で失格になるのか文中では明かされていないが、年下の同性にバカにされることへの恐怖はあっただろう。

六五歳の男性が手術を受けたきっかけのひとつは、入浴時に小学生の孫からいわれた言葉であった。「おじいちゃんのオチンチンはぼくと同じ。おとうちゃんとは違う。どうして?…不思議だね」と孫が質問してきた。「おじいちゃんのオチンチンは毛より短いね」、「オチンチンどこにいったの?」、「おじいちゃん、おちんちんが無い!」という言葉を無邪気な孫から投げかけられた者もいたという。[33]

青年にとっても風呂は「地獄」であったが、中高年期をむかえてもなお風呂は「地獄」であると記事は語る。仕事能力を疑われたくない、部下や生徒や孫など目下の者にバカにされたくない……という強迫観念は、青年期のそれとはまた別のものである。

3　お棺言説――「死ぬよりつらい」包茎

老人は死して皮を残さず

青年誌ではあまり見られず、中高年向け雑誌で見られる言説の第二は、「お棺言説」である。これは、「死後、お棺に入る時に、あなたの包茎が親族にバレるかもしれませんよ」というものだ。

青年誌は「そのままでは将来的にペニスが発達しない」とか「セックスが上手くいかなくなる」などと、「将来」を持ち出して青年を脅していた。では、高齢者にとっての「将来」とはなにか。それは「自分の死」である。[34]包茎記事は、自分の死を高齢者に意識させながら手術をプロモーションする。

管見のかぎり、もっとも古いお棺言説は、医師の野方が一九六九年に出した著書に見いだせる。

湯灌（ゆかん）（納棺前に体を洗い清めること）の時にペニスを見られることをおそれ、野方のもとを訪れた医者仲間のことが書かれている。湯灌時、「厳粛な面持ちでみている人たちも、あとになると、何をいうかわからない」というのが、その仲間の心配であった。

このエピソードを雑誌に書いたところ、それを見た五〇歳ぐらいの鉄工所の経営者がやってきた。「私もつね日ごろ、大きなことばかりいって威張っているので、死後に笑われる部類にはいります……それに、今まで、こんな手術があることは夢にも知らなかったので、できれば立派にして現世の極楽も願いたい」と手術を依頼してきた。同じ考えで、北海道や大阪あたりからも飛行機で来る人がいると野方は書いている。[35] 死後にペニスを見られる恐怖は、ひとりふたりの変人がかかえるものではない、それなりに普遍性のあるものだった。

動機としてのお棺

包茎記事において、お棺言説がまとまって出てくるのは一九八〇年代半ば以降である。山本監督と岡和彦の対談で、「年をとって子供もいて、なおかつ手術するって例は？」との山本の問いかけに、「七十歳すぎで、湯灌の時、つまり死んでお棺に入る前に遺体を湯でふき清めてもらう時に、包茎であることがわかったら恥ずかしいから手術したい、っていう人がいましたね」と岡が答えている。

「ははあ、死んでから「おじいちゃん、包茎だったんだ」なんて言われたら悔しいと。そこまでシャイな人ってのは、僕は認めますね。その人は立派な見栄っ張りだ（笑）」と山本は揶揄している。[36]

もっとも、揶揄されるパターンは珍しく、基本的には共感をもって受け止められている。たとえば、「死に水をとられるときに、まわりの人に包茎を知られるのは、死ぬよりつらい」という七〇歳男性の言葉に、岡のタイアップ記事に対談相手として登場していたタレントのナース井手は「それは、女性にわからない男性の微妙な心理かなぁ」と共感を寄せる。そして、「そうだねぇ。男性にとって包茎というのは、こうした精神的な負担のほうが、むしろ問題なんだよ」と岡がコメントしている。[37]

同じ人物と思われる男性は、岡医師が登場する別の記事でも話題になっている。そして、「包茎の悩みは［……］いくつになっても尽きないんです。それほど悩みは深いものですよ」、「神聖なる死を前にしてそれを見られることは、彼にとって、オーバーにいえば、

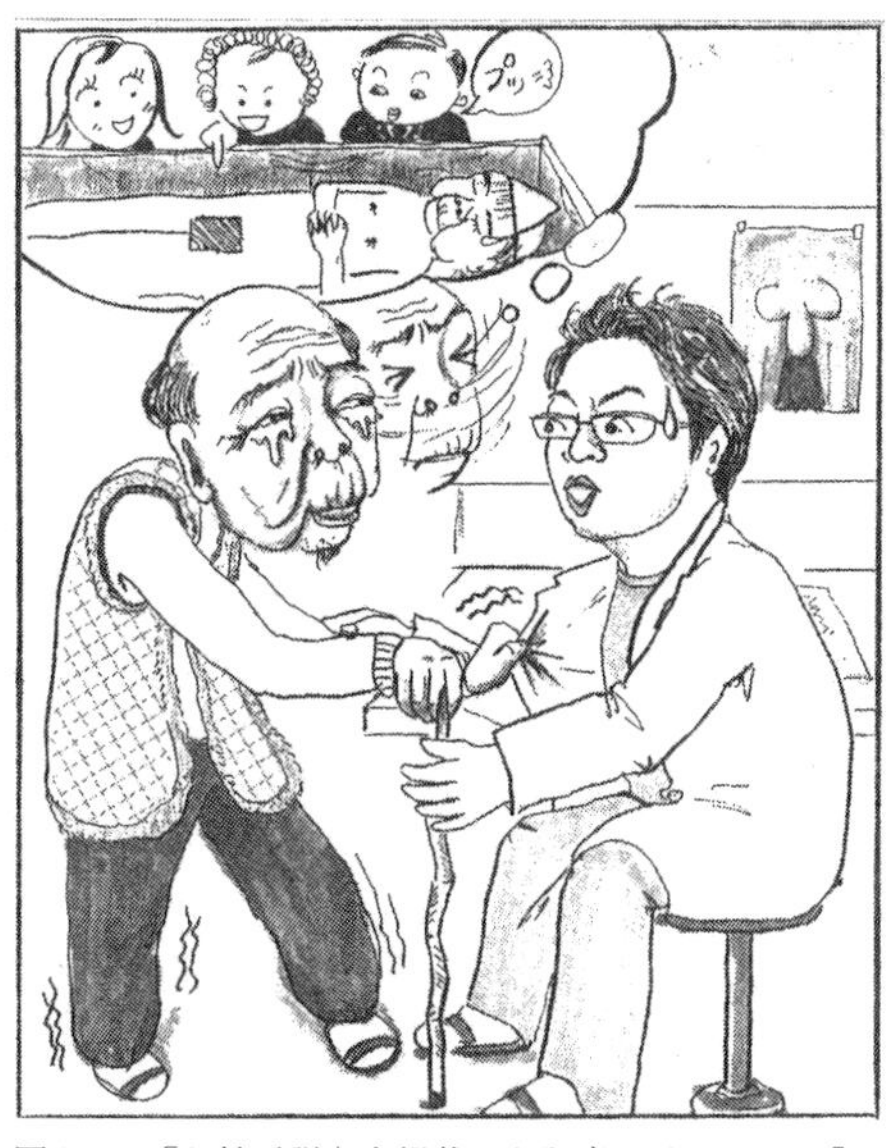

図4－4　「お棺言説」を掲載した記事のイラスト。『週刊大衆』臨時増刊、2008年3月29日、153頁

彼の全人格、全人生を、その瞬間に否定されるのにもひとしいことなのです」と岡がコメントしている。青年誌の例ではあるが、「お棺」を理由に包茎手術を受けにきた高齢者の話を取り上げて、「包茎は男性たちにとって苛酷な問題になっている」ことを指摘する記事もある。[38]

男にとって包茎がいかに根深い問題であるかを示す事例として、「お棺」の話が持ちだされる傾向のあることがわかる。雑誌が「包茎は問題だ」と宣伝するから「包茎という問題」が作られるわけで、それを雑誌が憂えてみせるのはまさにマッチポンプだが、もちろんそうした指摘が記事上でなされることは皆無である。

そのほか、「お棺」は包茎手術の動機の多様さを説明する例のひとつとして用いられている。高齢結婚のために手術を受けにきた男性と並んで「お棺」の患者が紹介されたり、風俗嬢に冷やかされた新入社員や、女房にすまないと嘆く中年と「お棺」老人が並べられたりしている。[39]

動機としての「お棺」は、二〇〇〇年以降も使われている。メンタルを患った力士の担当医として有名になった本田昌毅（まさき）医師は包茎手術をほどこす美容整形医でもある。本田のクリニックを訪れた最高齢は八七歳だが、その老人は、「自分はこれまで、包茎であることを誰にも言わなかった。風呂に入る時も、ひたすら隠し通してきた。だけど不安なことがひとつだけある。死んで、お棺に入るときは隠せない。みんなに見られてしまう。それは絶対にイヤだ」と語った。最初のうちは「なんでいまさら?」と思った本田も、最終的には「元気なうちに、後顧の憂いをなくしたかったんでしょう」と共感を示す。記事の地の文は、この老人が手術を受けようとした理由が

「驚き」であったと表現するが、[40] 一九六〇年代から「お棺」が繰りかえし語られてきたことはすでに見たとおりである。

別の記事には、七〇代半ばで手術を受けた元弁護士が登場している。「包茎であることは私にとって、死ぬまで、いや死んでからも他人には知られたくないことだった」ため、死後に体を拭かれるのに備えて手術を受けた。「これで、意識がなくなった後も無様な姿を見せずに済みます」と安堵の思いを語っている。[41]

4 介護言説——ケアされる身体と包茎

「介護される時に恥ずかしい」

青年誌ではあまり見られず、中高年向け雑誌で見られる言説の第三は、「介護言説」である。これは、「介護される時にあなたの包茎がバレるかもしれませんよ」というものである。もっとも早い事例は、意外なことに一九九二年の青年誌『スコラ』に見いだすことができる。高須クリニック、大塚形成外科、新宿形成外科のナースが一堂に集うというめずらしい座談会で、七二歳男性が来院したことが話題になっている。「もうセックスもできないいんじゃないかと思ったんだけど、彼がいうには、老後に下（しも）のおせわをしてもらうようになったとき、包茎だと恥ずかしいからだって」と報告されている。[42]

中高年向け雑誌では『アサヒ芸能』が早く、一九九五年に出てくる。六〇代、七〇代でも包茎の手術を希望する人がおり、その動機が、「もし寝たきりになったりすると、下の世話をしてもらうことになる。そのときに包茎の男性自身を見られては恥かしいから、というんですね」と医師によって説明されている。[43]

だが、まとまって語られだすのは二〇〇〇年代半ば以降である。[44]「お棺に入る時に恥ずかしい」が、一九八〇年代末にはクリシェと化していたのからすると一五年ほど遅れている。この時代に介護言説が目につくようになったのには、団塊の世代が六〇代をむかえ、自身が介護されることを考えだしたことが関係しているだろう。親や年長世代が世話をされているのを見て自分も手術を決めたという中高年の発言が複数ある。[45]

とりわけ二〇一〇年代は、「中高年よ、今こそ包茎と向き合おう」、「なんとかしたい「中高年の包茎問題」」といった、中高年にうったえかけていることが明確なタイトルのもとで、すべての記事が介護問題にふれている。「「男性クリニック」を訪れる老人たち」、「若いヘルパーさんに見られるのは恥ずかしいから……　急増中!　70歳からの包茎手術」、「ええっ!包茎手術・下半身脱毛するシニア男女はなぜ急増しているのか?」、「見られるのが恥ずかしくて　介護を見据え一歩踏み出す男性が増える」と、それぞれ銘打たれた記事も同様である。[46]

これらの記事は、包茎手術を受ける中高年が増えていると熱心にアピールする。新宿形成外科のタイアップ記事では、一九九六年と二〇〇六年を比較して、全包茎手術患者に占める五〇代から七〇代の割合が一一%から三六%に増えたと述べている。たんに若い患者の数が相対的に減っただけなのかもしれないが、「中高年が増えています」とアピールしたい意図は伝わる。[47]

ある医院のタイアップ記事は、総院長が一カ月に手がける一〇〇名ほどの包茎手術患者のうち、六〇歳以上は三割を超えているという証言を載せる。この医院で包茎手術を希望する人に高齢者が増えはじめたのは二〇〇八年ごろだという。この発言を受けたライターは、「人口が最も多い団塊世代がリタイアする頃と一致する」と納得している。他の医院でも、この時期から包茎手術を希望する高齢者が増えはじめたという。二〇一四年、一八年の別の医院のタイアップ記事は、包茎手術を希望する高齢者が右肩上がりに増えていると報告する。[48]

一連の記事はさかんに「介護される時に恥ずかしい」と中高年の気持ちを伝えるが、その「恥ずかしさ」の根底にはなにがあるのか。ひとつは、「ケアをする人に嫌な思いをさせたくない」という利他的な思いである。「不潔だと、看護師や家族、特に息子の嫁に対して失礼になるんじゃないか、とお考えになるんですね」と、新宿形成外科の岡和樹が患者に代わって説明している。包茎だと垢がたまりやすく、世話をする人が苦労をするので、それを避けたいというわけである。同種のことは別の記事にも書かれている。[49]

羞恥心の奥底にあるもの

ここにきて「介護」は、包茎手術をのぞむ中高年にとって最適な「動機の語彙」（C・ライト・ミルズ）となったと考えられる。動機の語彙とは、人びとが自らの行為を説明したり、他者の行為を解釈したりするために用いられる言葉のことである。ここで「動機」は、人びとの心のなかにあり、特定の行為へと突き動かすものとしては理解されていない。そうではなく、行為者の外部にあって、特定の行為を説明したり解釈したりするために選びとられるものとして「動機」は理解されている[50]。

「ケアをする人に嫌な思いをさせたくない」という言葉は、他者に説明をするさい、「ペニスのかたちをよくしたいから」とか「性感を高めたいから」などよりも、年齢にふさわしい、利他的で思慮ぶかい自己を演出できる。前々から手術を受けたかったが躊躇していた人も、「これなら」と飛びつくかもしれない。二〇一〇年代以降の雑誌記事は、中高年に包茎手術の動機を供給したといえる。

「恥ずかしさ」の根底にあるもうひとつの思いは、「威厳を保ちたい」という利己的な欲望である。「自分が年を取って息子の嫁に下の世話をしてもらうことになった時、普段は偉そうにしているのに、これでは恥ずかしいという心理」が手術の動機となっているという説明がある。「普段は偉そうにしているのに」という一言から、「包茎は偉くない」つまり「包茎だと威厳が保てない」という前提を、手術を受けた高齢者が持っていることがわかる。同様の欲望は、「包茎を見られるのが恥ずかしい」という気持ちと「男の〝矜持〟」を結びつけ、これが高齢者を手術に向かわせるという解説にも見いだせる。[51]

介護者としてとりわけ若い女性を想定した発言は、「威厳を保ちたい」以上の含みがあるように見える。仮性包茎だった七〇歳のアパート経営者は、九三歳になる親戚が介護される様子を見て手術を決めた。入浴時には若い女性のヘルパーに包皮を剝かれて洗ってもらい、排泄時には皮を押さえてもらいながら用を足す。「こんな恥ずかしい目には遭いたくない」と、手術におよんだ。この発言のそばには老人と介護者らしき若い女性が談笑している写真が掲載されており、キャプションに「いくつになっても、女性の前では男でいたい」とある。[52] かつてであれば若い女性をイカせることもできた道具（ペニス）が、今度は彼女たちから「お世話」されることになる。性的主体の地位から転落することへの恐怖が七〇歳男性の発言にはある、といったらうがちすぎだろうか。[53]

介護する側は、高齢者の包茎を見て内心バカにしているのだろうか。答えは否、である。「包茎だから何なんですか？　現場の看護師やヘルパーは誰もそんなところを気にしていませんよ」、「介護される人の羞恥心をできるだけ刺激しないように細かな配慮をしています。作業は短時間で事務的に処理しますから、いちいち包茎であるか否かは気にしてません」という女性介護者の声が、『週刊現代』などで紹介されている。[54] 包茎を気にしているのではと疑われること自体が心外、という思いが伝わってくるようだ。

だが、これらの声を紹介したあと、雑誌記事の地の文は「それでもやっぱり包茎は恥ずかしい」と繰りかえす。「ただそれでも、「いくつになっても雄々しく立派でありたい」と願うのが、男心というもの。女性がどう思うかではなく、これはプライドの問題なのだ」、「とはいうものの、介護する側がいくら気を遣ってくれても、される側の羞恥心がなくなるわけではない」、「とはいうものの、介護される側の羞恥心が消えるものではないのだろう」[55]。介護者が気にしているかどうかは関係ないのなら、なぜ介護者の声を拾ったのだろう。

ふだんは偉そうにしているのに包茎では恥ずかしいと語る人びとは、同じ考えのもとで他人の包茎もおそらくバカにしてきたのであり、それがブーメランとなって自分にかえってきていることになる。「思春期の男のコにとっては「男の価値」が性的な部分でしか認識できないんですね。だから必要以上に性に関しての意識が高まる。オチンチンのコンプレックスも大きくなりがちだし、不安でがんじがらめになるのもそのためです」と、セックスドクターの増田が若い男子のペニスへのこだわりについて説明している[56]。だが、これまでの流れを見るかぎり、「男の価値」を「性的な部分」でしか認識できず、ペニスの形状をめぐって「不安でがんじがらめ」になっているのは「思春期の男のコ」だけとは、とうてい思われない。

5　バカにする女、支える女——男性誌における女性像の偏り

包茎を批判する「女の意見」

青年向けの記事と同様、中高年向けの記事においても「女の意見」は、包茎をおとしめ、手術をプロモーションするための材料として重用されている。最盛期のタイアップ記事から見てみたい。

『週刊宝石』は、「当世のギャルたちは「包茎ってな〜に?」なんて、かわいらしく聞くほどウブではない。もうとっくの昔にご承知済みで、「皮かむりってイヤね。好きな人が包茎だったら、直ちに切ってもらうわよ」とおっしゃる」と記し、若い女性が包茎を忌み嫌っていると報じる。『アサヒ芸能』も、包茎は治すべきと語るブティック勤務の二三歳女性を登場させる。彼女の恋人は早漏だった。「いい気持にさせといて、サアこれから……というときになると彼はもう果てているんです。いつもそうなの。もうドッチラケよ。で、あるとき、終わったあと、彼のモノがたまたま見えたので、何気なく目をやると皮かぶってるの、アレが」。彼女が「アナタ、包茎じゃないの」と指摘すると、彼はおどろいて押し黙ってしまう。「治さなければ別れる」と宣告してあるが、彼は包茎治療をいまだにためらっている。[57]

包茎男性相手のセックスは盛り上がらないという意見もある。ペニスを見なくても、包茎であることは「フェラチオをさせないから、すぐ分かる」と、歯科医院に勤める二三歳の女性は断言する。彼女もまた「劣等感を持ってるくらいなら、包茎を治してもらいたいわ」と、治療を口にしている。[58]

包茎は見た目が悪くなる、サイズが小さくなる、不潔になるといったメッセージも、「女の意見」を通じて伝えられる。ある記事では、女子大学生が年上の仮性包茎の恋人のペニスを見て、「ツルっとしてる」、「雁をつけるのを神サマがお忘れになったのかしら」と無邪気に評したことになっている。若いサラリーマンがソープに乗り込み、「さァ、これから」という時に「まあ、カワイイわね」とソープ嬢にいわれて出鼻をくじかれたエピソードを載せる記事もある。「皮が余っているなんて男じゃないよ」と切り捨てる風俗嬢も登場している。「お仕事だからガマンもするけど、本当は不潔っぽくてイヤだわ」、「なんだかアカがいっぱいついているって感じ」と風俗嬢に語らせ、包茎の不潔さを強調しているものもある。[59]

このように、包茎記事に出てくる「女たち」は、一様にズバズバとものをいう。そんな女たちの肩を持つのは雑誌の地の文である。早漏については、「彼女たちにしてもベッドインしたときは、やはり完全燃焼したい。それが早漏だったなんてことになれば、皮肉のひとつも言いたくなる」と女性に同情する。「包茎が、女性から見れば〝貧弱〟で〝頼りない〟モノとして映るのも致し方がない……。むしろ、いまの女性にとっては失笑の対象だ」と同調し、前出の風俗嬢のコメントを「包茎の弊害を見事に言いあてた答え」だなどと持ち上げる。[60]

「女の意見」の背後に隠れて見えにくいだけで、編集部もじゅうぶんに包茎男性をバカにしている。そもそも、辛辣な「女の意見」ばかりを並べた包茎批判の記事を掲載しつづけることそのものが、編集部の男性たちによる包茎男性への暴力だろう。その点でもっとも手が汚れているのは、「女たち」ではなく、編集部と、編集部にお金を出す医師である。このことは、いくら強調してもしすぎることはない。

包茎の夫を支える「女たち」

青年向け、中高年向けを問わず、男性誌に出てくる「女たち」の像は偏りを持っている。そのことを確認するために、女性誌の包茎記事における女性像と比較したい。『女性セブン』に「もう我慢してちゃいけません　夫婦で「仮性包茎」を考えて！」という記事が掲載されている。タイアップ記事ではないものの、仮性包茎を病理化し、女を登場させている点では男性誌の包茎記事と変わらない。

ただし、登場する女性像はだいぶ違う。彼女たちはそろって「包茎夫を支える妻」として描かれている。たとえば、結婚一年目で二九歳の久子さん（仮名）は、五歳上の夫の重度の仮性包茎に結婚前から「不潔感」をおぼえていた。ある日、久子さんが局部に痛みを感じて婦人科を受診したところ、軽い膣炎と診断された。「浮気でもして変な病気を移されたんじゃないのか？」と夫は久子さんをなじった。ここで久子さんは夫に「本当の理由」を告げる。「お医者さまがいっていたけれど、原因はあなたよ」。

恥垢のなかの雑菌が体内に入ると、膣炎やクラミジア感染症などになる危険性について久子さんは夫に説明した。しかし、夫は「うるさい！」と怒鳴るだけ。「夫は改めて指摘されたことがショックだったようだ」と記事の地の文は述べる。そんな夫に寄り添うようにして、久子さんも思い悩んだ。

次の週、夫は「そうか、そんなに仮性包茎って悪いのか」とボソっともらし、「勇気を振り絞って」病院で手術を受ける。三週間後には糸も自然になくなり、久子さんは、苦しい思いをした夫のために「奉仕」してあげた。「夫もこれまでよりもずっと元気でたくましく」、「私も恋愛中のころのような激しい快感に震えました」と久子さんは語る。手術により夫婦円満がもたらされた、というわけである。

結婚二年目の三〇歳の美恵さん（仮名）も、同い年の夫の仮性包茎のためにセックスに積極的になれなかった。夫は何度も拒否の理由を聞いてきたが、本人を傷つけるのではないか、と包茎にふれることはなかった。

しかし、ある日、「フェラチオしてくれないとセックスできない」と夫にいわれ、美恵さんは思わず「だったら手術してよ」とかえしてしまった。夫は「なんだよ、じゃあ、ずっとオレが仮性包茎だっていうのがイヤだって思ってたのか！」と怒り、「プイ」と背中を向けてしまった。

そののち、夫は自主的に手術を受けた。夫は語る。「自分があまりにも無頓着すぎたと反省したんです。もし逆の立場だったらぼくもイヤだと思うんです。今後の夫婦生活を考え、妻には内緒で病院へ行きました」。そして、「これまで気付かなくて悪かった。最初はショックだったが責任はぼくにあったんだ」と妻に反省の弁を述べたという。その言葉に美恵さんは「改めて夫を見直すことができた」。これも手術が夫婦円満をもたらしたエピソードである。[61]

久子さんは、結婚前から夫の包茎を気にしていたが黙っており、浮気を疑われたり、逆恨みされたりしたにもかかわらず、夫と共に苦悩し、手術後には「奉仕」してあげるやさしさを持っている。美恵さんも、本人を傷つけることを気にして包茎に言及することを避けてきた。やむにやまれずした包茎の指摘に「プイ」と背中を向ける夫の幼さに呆れることなく、最終的には夫を見直している彼女もまたやさしい。

『女性セブン』の記事が示すのは、やさしい女性像を示しつつ包茎手術をすすめる記事を書くことはいくらでも可能であるという、単純な事実である。しかし、男性誌に出てくる「女たち」の多くは「包茎ってキライ、フケツ」と遠慮なく語っていた。男性誌は辛辣な批評をくだす「女たち」を意図的に選んで登場させていたことになる。

男性誌がなぜこのような選択をしたのか定かではない。キツいことを「女」にいわせたほうがクリニックの集客に効果がある、そのほうが面白いと編集部の男たちが考えたから、などと想像することはできる。が、確証はない。ここでは、男性誌に出てくる「女」の像および「女の意見」が偏っていたことだけを確認しておきたい。おそらく、これらの像や意見は、読者の男性を不安にさせたり、いらだたせたりするものであっただろう。

若者批判からはじまったものの、最終的には包茎手術を推進することになった中高年向けの包茎記事は、若者向けがそうであったのと同様、仮性包茎の恥ずかしさを「他者にバカにされる恐怖」と等しいものにした。そんな中高年向けの記事も、一九九〇年代半ば以降、徐々に件数が減っていくことになる。代わりに、包茎手術の必要性を疑問視し、包茎ビジネスのありかたを批判する記事が出てくる。次章ではその様子を追う。

終章　包茎手術のたそがれ

1　ひとつの時代の終わり

手術への後悔

二〇〇〇年、衝撃的な本が出版される。タイトルは『まちがいだらけの包茎知識』。著者の飛波玄馬(ひなみげんま)は中学三年生だった一九九三年、ヌード雑誌に載っていた包茎にかんする記事を見て不安になり、包茎手術を受けた。動機のひとつに、目前に控えた修学旅行があった。修学旅行では集団で風呂に入る。「こんな性器を見られたら絶対バカにされる」と、いてもたってもいられなくなった。

手術で出来上がったペニスは「小さなマシュマロ」のようだった。小便がうまくできなくなったうえ、勃起時は痛みを感じるようになり、ふつうに生活していてもつねに違和感をおぼえるようになる。なぜこうなったのかを明らかにすべく医師にたずねるも、「問題ないよ」といわれるばかり。絶望感におそわれ、生きる気力を失い、何度も死を考えるようになった――という壮絶な体験が書かれている。[1]

飛波のこの本には、不要な手術に反対する泌尿器科医の岩室紳也(いわむろしんや)と性教育家の山本直英の文章もおさめられている。みずから仮性包茎であることを公言している岩室は「包茎だと何が問題？」という問いを立て、恥垢は皮を剝いて洗えばとれること、ごしごし洗えば早漏の問題も解決すること、性感染症予防のために包茎手術をする民族もいるが、そんな民族にはそもそも剝いて洗う習慣がないことなどを述べ、包茎であっても何も問題はないと結論している。[2]

山本直英は、飛波からのＳＯＳの手紙を紹介しながら、集団入浴を当然のこととして生徒のプライバシーをかえりみない教師や、相談相手にならなかった同性の父親、インフォームド・コンセントをとらず手術にふみこんだ医師を問題視する。

「皮っかぶり！」という侮蔑には「あったりまえじゃんか！」といいかえせるように、ペニスで女を支配する思考から自由になれるように、男の子への性教育をやっていく必要があるという小学校の男性教諭の実践も、山本は紹介している。「清潔にしておきさえすれば、まあ心配ない」などという「消極的包茎肯定論」では、子どもたちを悪質な「包茎」商法から護ることはできない、という性教育研究者の言葉も引用されている。この研究者もみずから包茎であることを公言している。[3]

飛波が見たヌード雑誌に載っていた包茎にかんする記事は、おそらくタイアップ記事だっただろう。手術をしなかったために泣いている表情の性器のイラストが描かれてあったとか、「包茎って汚いよね、包茎の人とセックスはしたくない」というような女性の意見が書いてあったという。「いまから思えば、中三の純粋な心をもった人間の心を痛めつけるクリニックの宣伝にはひじょうに怒りを感じる」と彼は書いている。[4]

後年出版された別の人物による体験記『包茎手術はするな！』でも、手術の失敗による死の衝動が告白されている。二〇〇三年の東京地裁判決では、陰茎手術の失敗で実際に自死したサラリーマンがいたことが明らかになった。この人が受けたのは長茎術と増大術だったが、その過程で包皮口を広げるための施術、つまり包茎手術に相当する処置も受けている。結果、合計五回も手術を受けることになり、勃起不全にもなって、「自殺の原因はY美容外科によるペニスの手術です」、「ぬい目はきたなく、もう最悪である」などと書かれた遺書をのこして亡くなっている。[5]

こうした事実を前にすると、「包茎手術の失敗というのは考えられないですね」と日比谷クリニックの山中秀男が語っているのは、[6]たんなる強弁に見える。が、これはなにも強がりでいっているのではなく、医師は本気でそう思っているのだと解釈したほうがよい。ペニスを切り落とすなどの致命的な過失でもないかぎり、医師にとっては「包茎手術の失敗」というものは基本的に存在しえない、という事実の反映としてこの発言を読み取るべきである。

というのも、飛波の執刀医は出来上がりに満足そうだったし、サラリーマンの死亡直前のペニスの様子を記した警察病院のカルテには「外見では異常がある様にはみえない」とあったからである。[7]患者にとっては「小さなマシュマロ」、「きたないぬい目」でしかない大失敗でも、医師たちはかならずしもそのように判断しないこと、つまり、医師と患者のあいだには恐るべき認識のギャップがあることを、これらの事例は物語っている。いかに患者が文句をいおうと、「ハイハイ、あなたには失敗に見えるんですね。なんなら再手術しますよ」と医師側はいなすだけである。

そのころには、再手術できるだけの量の皮はすでになかったりするのだが。

二〇〇五年になると、泌尿器科医・石川英二が包茎手術の不要性を解説した『切ってはいけません!』が出版される。この本では、本当に手術が必要なケースは全体の〇・〇七%に過ぎないこと、恥垢に発ガン性があるという説は現代の医学界ではほぼ否定されており、むしろ恥垢にはペニスを無菌状態に保つはたらきがあると主張する専門家が増えつつあること、仮性包茎こそがノーマルであること、といった数々の常識をくつがえす最新の泌尿器科学の知がわかりやすく説明されている。「ナチュラル・ペニスがいちばん」と結論するこの書は出版から一〇年を経ても読み継がれ、二〇一五年時点で四刷となっている。[8]

手術の不要性と消費者問題

メディアの側も、包茎手術が広まるのをただ傍観していたわけではなかった。一九九四年と九六年に、雑誌『AERA』と『DENiM』が異なる観点から包茎手術ビジネスを批判する記事を出している。

『AERA』は「包茎手術大国を生んだ性文化の未熟」と銘打って、病気でない包茎への手術が医学的にいかに無意味であるか、それなのに男性たちや男の子を持つ親たちがいかに翻弄されているか、を専門家への取材をふまえつつ報じている。背景には人びとの圧倒的な知識不足がある。病気ではないために泌尿器科医は真剣に取り上げず、性教育でもきちんと教えられていない。そこに「包茎ボーイじゃ結婚できないぞ」などと、包茎ビジネスの広告が脅しをかけ、不安ばかりがふくらんでいくのだと記事は分析している。[9]

別の号の『AERA』では、手術でひどい目にあった男性たちと、施術をしたクリニックの両方に取材することで、包茎ビジネスの闇を深掘りしている。ギザギザ模様の縫合跡をつけられてしまい、「しない方がよかった」と肩を落とす元仮性包茎の二六歳自営業のほか、亀頭のブツブツを治すつもりで行った病院で包茎手術もされ、予算の五倍以上の治療費をとられた二九歳公務員が登場している。勃起時に一二センチあった公務員のペニスは手術後に七センチになってしまった。再手術を二回しても治らず、すべてに自信がなくなり、縁談が破談になった。

浪人時代に受けた包茎手術が失敗し、意気阻喪して大学受験も失敗した二五歳、アルバイト代をためて受けた手術でペニスに醜痕がついたうえ、なかに縫合糸が残っており、ふたたび高い料金を払って再手術を受けた二〇歳も登場している。全員に共通していたのは、雑誌広告を見て手術を決心し、病院を選んだことだった。

被害者たちが手術を受けたクリニックのひとつである山の手形成クリニックに『AERA』が取材を申し込むと、対応したのは商事会社だった。クリニックはこの会社が経営しているという。担当者は被害について「残念だ」と他人事のようにいい、「基本的には仮性包茎には手術は必要ないと認識している。この治療はコンプレックスの治療のようなところがある」と述べる。誇大広告違反について聞かれると、自分たちはベンチャー企業であり、どこかいかがわしさがつきまとうのはしかたがないと開き直った。

東京上野クリニックの医師の対応も似たようなものだった。被害者たちの苦情については、再診はタダだから何度でも来てほしいとかわし、手術が不要な人もいるがという問いには、「僕としては治したいという人を治しているだけ。美容整形やダイエットもそうでしょ」と答える。傷跡を残さないという広告は虚偽ではないかと突かれると、「これは糸目を残さない、という意味。代理店まかせでね。すぐ修正します」と答えるのみであった。[10]

『ＤＥＮｉＭ』は二度にわたって、仮性包茎の手術に保険が効かない健康保険制度の矛盾をあばく記事を掲載した。厚生省（当時）は、真性は疾病扱いだが仮性はそうではないので保険が効かないと説明する一方、仮性をあたかも病気であるかのように記す病院の冊子にかんしては、病院内で配布する印刷物は医者に一任していると答える。

また、病院が保険制度に加入するか否かは病院の自由であるともいう。自由診療をしている美容外科を保険制度に加入させ、患者が保険を使えるようにする強制力は厚生省にはないのである。だから、ふつうの病院で受ければ保険の効く真性包茎の手術も、美容外科では当時の額で一二万円前後する。[11]包茎手術の「医療界の無法地帯[12]」ぶりが、国の不作為によって助長されていることがあらわになった。

一九九〇年代の終わりから二〇〇〇年代にかけては、包茎クリニックの価格設定や経営法に批判が集まった。当初は二〇万円と聞かされていた手術が「亀頭の強化のために」とコラーゲン注入のオプションをつけられ二〇〇万円にふくらんだ、ローンで総額三〇〇万円を支払わされた、相談だけのつもりで出向いたクリニックでその日のうちに手術されたなど、包茎病院の悪質な商法が新聞や雑誌で報じられたのである。[13]

こうした事例は消費者センターに持ちこまれた。二〇〇八年には、東京都消費者被害救済委員会が報告書「高額な包茎手術の契約に係る紛争案件」を公表するにいたる。苦情の申し立てのあった事件について、有識者で構成される委員会がクリニックやクレジット会社にはたらきかけた結果が書かれている。九八万〜一八七万円だった手術費は一〇万円に減額された。術後、痛みが残った二四七万円のケースについては〇円となった。「無痛」「無傷」などの広告のフレーズは医療法が禁じる虚偽広告・誇大広告に該当する疑いがあること、高額の手術費を支払わなければ不十分な手術結果となるといった説明があったことなどを考慮すると、民法にも抵触する疑いがあると指摘されている。[14]

「包茎は過去の商品」

批判の対象となったのは包茎病院だけではなかった。わずかではあるが、広告を掲載してきたメディアや、そこでふりまかれた「知」を相対化するような記事も二〇一〇年代はじめに登場する。インディペンデント系雑誌『紙の爆弾』は、「「コンプレックス商法」を蔓延させたメディアの罪」という見出しのもとで、危険のひそむ包茎手術等の広告を儲け目的で掲載してきた雑誌を批判している。サラ金や宗教団体が社会問題になるとその宣伝を載せるメディアの倫理が問われるのだから、人命にかかわる医療となればいっそうの配慮が求められるべきであると力説している。[15]

『ＳＰＡ！』は、日本人が信じこんでいる「定説」を検証する記事のなかで「包茎は短小・早漏になりやすい」をその一例として取り上げ、「むしろ手術で早漏になる例もある」というのが「真実」だと述べている。定説の誤りをレクチャーしている医師は、「包皮が亀頭の成長を阻害する」という定説も誤りであると、ここで語っている。ちなみにこの医師は、「包茎手術後は、亀頭が圧迫から解放され、いろいろな面でプラスになり、男はたくましくなる」という、手術による亀頭増大効果をにおわせる説を無批判に紹介していたことがある。[16] どこかの時点で考えが変わったのだろうか。

二〇一三年は「ひとつの時代の終わり」を感じさせる出来事がふたつ起きた。ひとつは、包茎ビジネスを牽引してきた高須がその終焉を宣言するかのようなツイートをしたことである。「香料、お茶、阿片と儲かる商品は移り変わる。今度は何かな？包茎は過去の商品になってしまったな」と書いている。[17] 包茎手術が意図的に作り上げられた「商品」であることを高須は二〇〇七年のインタビュー[18]ですでに暴露していたが、その商品も売れなくなっていることを示唆する内容である。

もうひとつの出来事は、一九九〇年にラジオ番組の企画でリスナーを集めて公開包茎手術をしたお笑いコンビ・浅草キッドの水道橋博士が、その手術を後悔するコラムを発表したことである。水道橋は、特定のクリニックの宣伝をするわけではないものの、たびたび雑誌記事に登場しては手術をすすめる、いわば包茎手術のキャンペーンボーイだった。一九九〇年代には「理屈としては手術したほうがいいに決まってるんだもん。問題は日本人の誰もが手術をするんだ、と行事化していかないとね。女子大生が卒業旅行に行くみたいにさぁ」、「包茎を治すと楽しいぞー。早漏は治る、仕事でも先陣切って脱げる、小便しながらナニを見て喜べる」と手術を全面肯定し、二〇〇〇年代に入っても手術は「大成功」だったと喜んでいた[19]。

そんな水道橋が手術への疑問を抱くようになったきっかけは、ある官能小説家の文章[20]を読んだことだった。それはセックスにおける包皮の有用性を述べたもので、膣中で皮がすべることによって女性の快感が増すこと、包茎手術で皮を切り取ると亀頭が固くなり、かえって女性に苦痛を与えることなどが書かれていた。それを読んだ水道橋は、「後悔先に立たず」、「まさに「帰らざる皮」」と自身のコラムに記すことになった[21]。

「ひとつの時代の終わり」を象徴する出来事はその後も続発する。なんと、『週刊プレイボーイ』が、「背筋も凍る包茎手術の怖い話!!」と題して、包茎手術をめぐる術後の不具合や料金トラブルについて読者に注意喚起する記事を掲載したのである。二〇一六年のことだ。手術を受けた人の約四割に術後の不満や不具合があるという国民生活センターによるデータを示し、「即日手術は絶対にやってはいけない!」と読者にうったえる誌面は、『週プレ』のそれとはにわかに信じがたい。いうまでもなく、この青年誌は一九七〇年代から手術をあおってきた媒体である。

もっとも、そこは『週プレ』。三ページ分のこの記事のあとに、「怖い面はいろいろあるけれど……メリットもこんなにたくさんある!!! オレ、包茎手術してよかったです!!!」という手術礼賛の記事を一ページだけ掲載している。[22] 手術の危険性を伝えたいが、タイアップ記事を受注する可能性も残しておきたい。そんな編集部の葛藤が表れているようだ。

しかし、二〇一八年以降は、そんな葛藤に編集部が悩まされることも減ったかもしれない。厚生労働省がタイアップ記事を事実上禁止する文書を出したからである。医療機関が広告料などを負担して記事の掲載を依頼し、患者等を誘引するものは、「記事風広告」として広告に該当し、医療法による規制の対象となることが明言された。[23] とはいえ、そのころには『スコラ』も『ホットドッグ・プレス』も『平凡パンチ』もとっくに廃刊になっており、時すでに遅し、ではあった。

二〇一九年にはとうとう高須が、仮性包茎・短小・早漏は生物学的に最強で優秀なペニスであると『週刊プレイボーイ』で発言するにいたる。包茎手術ブームの仕掛け人に話を聞くという記事でのことだった。包茎には手術が必要という「常識」が高須によって意図的に「捏造」されたものであったことはすでに先述のインタビューで明らかにされていたが、ここで改めてその事実が確認された。「まあ、あれは「はやり」だもんね。文化そのものが変わっていくなかで生まれた、流行の手術」と当時のブームを振りかえり、いつ敵に襲われるかわからない野生の世界では、セックスが早いほうが子孫を残せる確率が高いという。そこで先の発言が出てくる。[24]

数々の男たちの身体を切り刻んだ末に、包茎手術ブームは完全に幕を下ろした。だが、一度根づいた価値観はそう簡単に消え去るものでもない。現在も包茎に悩む男性たちは存在しつづけている。

2　男性身体の解放のために

仮性包茎はいつどのようにして恥になったのか

本書の問いは、病気でもマイノリティでもない仮性包茎が、いつ、どのようにして恥になったのか、というものであった。その答えは、ずっと以前からあった「土着の恥ずかしさ」が、一九八〇年代以降に「作られた恥ずかしさ」へと変容した、というものである。この「作られた恥ずかしさ」は、「他者にバカにされる恐怖」を医師や出版社が雑誌メディア上であおることで形成された。

足立論文に見られるように一八九〇年代には、仮性包茎に相当する状態を含め、皮被りはすでに恥になっていた。その恥の感覚は、市井の男たちによってなんとなく了解され、受け継がれてきた「土着の恥ずかしさ」だった（第1章）。一九六〇年代の性器整形ブームによって、病気にかかりやすいということのほかに、短小、早漏、精神的な不調に陥りやすいから包茎は手術すべきという説が広まった。この時点で仮性包茎は本格的なターゲットとはなっていない（第2章）。しかし、八〇年代の包茎手術ブームでは、仮性包茎もターゲットとなったうえ、医師や出版社は、女性に嫌われるから、同性に軽んじられるから、仕事能力が疑われるから、死後や介護時に他人に見られるから手術をすべき、と男たちをあおった。ここにおいて仮性包茎の恥ずかしさは、「他者にバカにされる恐怖」とイコールになった（第3・4章）。

ここで異論があるかもしれない。はっきり言語化されていないだけで、「土着の恥ずかしさ」も「他者にバカにされる恐怖」を含んでいたのであり、両者に本質的な違いはないのでは、と。たしかに、恥という感覚は他者の存在を前提にするから生まれるものなので、その点ではイエス、である。が、女性に嫌われるから、仕事能力が疑われるからなどと恥ずかしさの理由がはっきり言語化されるのと、そうでないのとでは雲泥の差がある。言語化されることによって、昨日まで何も思っていなかった人も恐怖を感じることになる。まして医師が権威をタテに、雑誌メディアという「拡声器」で恐怖をあおれば、恐怖にとらわれる男たちの数は膨大なものとなる。

「土着の恥ずかしさ」と「作られた恥ずかしさ」の違いは、文字どおり作為性の有無にあるともいえる。「土着の恥ずかしさ」は市井の男たちのあいだで受け継がれるものであり、ほうっておけば消える可能性を秘めていた（恥の感覚が薄れてきていると指摘する論者もいたことを思い出したい。第1章第1節）。しかし、「他者にバカにされる恐怖」とイコールの「作られた恥ずかしさ」は、包茎手術という商品を売り込みたい人びとが意図的に広めたものだった。それは専門家による「捏造された常識」(高須)に依拠している点で、かつての恥ずかしさより作為性をおびている。

この作為性は、より多くの男を深刻な危険にさらすことになった。「医療界の無法地帯」と化した包茎手術マーケットは、手術の失敗や消費者問題など、一部の男たちに悲劇をもたらした。その深刻さと規模は、「皮被りって恥ずかしいらしいぞ」と市井の男たちがささやきあい、手で皮をたくし上げていた時代とはくらべ物にならない。「土着の恥ずかしさ」と「作られた恥ずかしさ」のあいだに違いはあるのであり、医師や出版社の責任はいくら強調してもしすぎることはない。

男性間の支配関係とジェンダー不平等

本書の目的のひとつに、男性間の支配関係がジェンダー不平等にどのように関わるのか、その一般理論を抽出する、というものがあった。これについて答えを先に述べると、「〈フィクションとしての女性の目〉を用いた男性間支配が、女性にたいする男性の敵愾心を涵養し、女性への攻撃を正当化することで、ジェンダー不平等に関与する」というものになる。

分析で明らかになったのは、男が男を動かすさいには「女」の存在が欠かせないことだった。大部分が男によって占められる包茎クリニックの医師や雑誌の編集者たちは、潜在的な患者を手術へと向かわせるために、「包茎ってキライ、フケツ」といった「女の意見」を記事に満載した。

この「女の意見」で想起されるのは、ハゲ男性へのインタビュー調査をおこなった社会学者・

須長史生(ふみお)のいう〈フィクションとしての女性の目〉である。これは、まったくのウソとか作り話ではないものの、根拠が問われないまま男性たちに信じられている点で〈フィクション〉といいうる、女性の意見にまつわる男性たちの信念のことである。具体的には「ハゲると女性にもてない」が挙げられる。この信念は本や雑誌に登場するし、当事者にも信じられている。だが、実際に「ハゲは嫌い」と女性にいわれたことがある者は調査対象者のなかで皆無だった[25]。

〈フィクションとしての女性の目〉は、男性が男性をからかう時に用いられる。会社員のハゲ男性は、整えたヘアをわざと女性社員の前でかきまわされるからかいを同僚の男性から受けている。〈フィクションとしての女性の目〉＝「ハゲると女性にもてない」という信念を、からかう側もからかわれる側も持っているため、直接的にハゲをけなすようなことをしなくても、ハゲであることを暴くだけで、からかいは十分な攻撃となる[26]。

「ハゲると女性にもてない」のフィクション性は、「女は包茎が嫌い」という男性たちの信念にも共通するものである。「女は不潔なペニスが嫌い」。これはおそらく本当だろう。その点においては、まったくのウソとか作り話ではない。ただ、それが一足飛びに「女は包茎が嫌い」につながるかというと、その根拠は問われない。第3章で見たように、多くの女はそもそも男性が包茎かどうかを気にしない。包茎を嫌う女もいるだろうが、だからといってすべての女がそうであることにはならない。「女は包茎が嫌い」という男たちの信念は、根拠を問われないまま流通する点で〈フィクションとしての女性の目〉である。

そして、男性が男性にたいして用いる点も、「女は包茎が嫌い」という信念に当てはまる。序章で、医師と患者（潜在的な患者も含む）のあいだには支配関係があると述べた。知識と権威という「財」を持つ医師が、持たざる患者を甘言でたぶらかし、意のままに動かすことをそのようにとらえたのである。〈フィクションとしての女性の目〉＝「女は包茎が嫌い」という信念に突き動かされて手術を受けた男性は少なくなかっただろう（だから高須は「女のコに言わせた」のだし、雑誌には「女の意見」が氾濫した）。とすれば、〈フィクションとしての女性の目〉は医師と患者の、つまり男性による男性の支配に用いられたことになる。

男性間支配のツールとしての〈フィクションとしての女性の目〉は、支配する側の男性にとってまことに都合がよい。辛辣な言葉をぶつけられる一般の男たちに不安といらだちをもたらしているのは「包茎ってキライ、フケツ」と好き勝手なことをいう「女たち」であることにできるからだ。支配する側は自分たちの姿を消しながら、安んじて他の男をあやつりつづけることができる。

では、〈フィクションとしての女性の目〉を用いた男性間支配は、ジェンダー不平等にどのように関わるのか。ここでは、男性性(マスキュリニティ)研究者の平山亮による「ジェンダー不平等の正当化に利用される女性像 emphasized femininity」の解説が役に立つ。たとえば、この社会には、「男性は稼ぎ手になるプレッシャーを受けているから、ケア労働にコミットできないのは仕方ない」という理解があり、ケア責任の男女の不均衡を正当化している。この正当化をさらに盤石のものとするのが、「「稼いでくるのは当然男だ」と考えている女性」の像である。この女性像がよくいる女のあり方として認識されれば、男性がケア労働を担うのをむずかしくしていることに女性も加担している、というリアリティが強固なものになり、ジェンダー不平等が正当化される。[27]

この解説は「「包茎ってキライ、フケツ」と吐き捨てる女性像」にも応用できる。これがよくいる女のあり方として認識されれば、男を手術へと向かわせているのは女であるというリアリティが強固なものになる。そして、包茎男性が迫害を受ける風潮に女も加担している、ということになる。

このことは、男たちの女への敵愾心を養うだろう。「包茎ってキライ、フケツ」と好き勝手なことをいい、手術を男に強いる女ども。包茎言説によって培養されたこの女性像は、「男が生きづらい世の中を作っているのは女である」という、すでに流通している女性憎悪ぶくみの認識[28]をより強固なものにする。この種の認識は、「男を苦しめているのは女なのだから、男には女に復讐する権利がある」というロジックで、しばしば女への攻撃の正当化に用いられる。[29]

これら女への敵愾心、憎悪、復讐心、攻撃への権利意識は、女性へのさまざまな暴力や攻撃として表出するかもしれない。性暴力の動機は「性欲を満たすため」であると思われているが、それだけでなく、女性にたいする敵意、憎悪、攻撃欲、権利意識なども、その動機となっている。[30]そして、それは日々起きている。ネットなどで発言する女性やフェミニストへの攻撃も日常的に生じている。それはネット空間を飛び出して、電凸(でんとつ)や怪文書の郵送のかたちを取ることもある。[31]

女が女であるだけで、あるいは女がモノをいうだけで攻撃の対象になる社会がジェンダー平等であるとはとてもいえない。こうして、〈フィクションとしての女性の目〉を用いた男性間支配は、女性にたいする男性の敵愾心を涵養し、女性への攻撃を正当化することで、ジェンダー不平等に関与する。

「男の生きづらさ」再考

ところで、男性間の支配関係は、患者になるような一般男性と医者とのあいだにだけ生じるものではない。一般の男性と男性のあいだにも生まれる。そして、これは「男の生きづらさ」を生む。

包茎であることで生じる「生きづらさ」のベースには、第3章での分析をふまえれば、女性にバカにされる恐怖と、同性にバカにされる恐怖がある。前者がフィクションであることはすでに見た。

問題は後者だが、これはさらにふたつの恐怖を含んでいると考えられる。①包茎であることで同性からバカにされることへの恐怖、②女を所有できないことで同性から男として認められない恐怖、である。

①はわかりやすいが、②については説明が必要だろう。包茎言説は「女は包茎が嫌い」という認識を男性たちのあいだにまき散らした。「女は包茎が嫌い」を信念とする男性にとって、包茎

であることは彼女や妻を持てない（もてない）ことと同義である。これは彼にとってたいへんつらい。女性からケアや親密な関係を調達できないから（だけ）ではない。男性集団のなかで一人前の男として認められないからである。この社会では、男が男に認められるためには、彼女や妻を持つ、つまり「女をひとり所有する」ことが最低限の条件となる。[32]

とすれば、彼に「生きづらさ」を与えているのは、「女にもてないお前は半人前」と突きつけてくる一般の男たちである。しかし、〈フィクションとしての女性の目〉は、「包茎ってキライ」と女たちがいっているリアリティを彼に持たせるので、彼の敵意は自分にまつろわぬ女に向かう。敵意がお門違いの方向に向かうために、「女持ち」男がそうでない男を劣位に置く支配関係は温存される。そして、「男の生きづらさ」も根本的な解決にいたらない。

この構造は、「包茎」を「ハゲ」や「チビ」「デブ」「ブサイク」「無職」「低収入」「低学歴」などに置き換えても変わらない。この互換性の高さは、「男の生きづらさ」とは、女にもてないこと、そのじつ、男から男として認められないことのつらさにほぼ集約できるのではないか、と思わせるほどだ。[33]

これをふまえれば、「男の生きづらさ」の根本的な解決に必要なのは、まずは男性間の関係性の改善だろう。「包茎」「ハゲ」「無職」などの属性をおびていると、あるいは女にもてないと、同性から迫害される男同士の関係性を改めることはできないだろうか。この提案が漠然としすぎているというのなら、こうした関係性があること、こうした関係性についてどう思うかを、まずは男同士で語り合うことはできないだろうか。

「自分は同性から迫害されたことなどない」という男性もいるかもしれない。だが、男性間の暴力やハラスメントは、被害者から「大した問題ではない」として看過されがちであることがわかっている。[34] 迫害されたことなどないというのは本当だろうか。嫌な気持ちにフタをしていても、それは心のどこかに残って、人生のクオリティを下げるものである。

男が「生きづらさ」を感じなくてよく、「生きづらさ」を埋め合わせるために女を攻撃したり、支配したりしなくてすむ社会を私たちはまだ見たことがない。だが、人間が想像できるものはかならず実現できるという言葉がある。長い時間がかかり、たくさんの困難にぶつかるだろうが、誰もが支配から自由な社会を実現するために努力するのは意味のあることだと思っている。[35]

包茎をバカにしない性教育

本書の目的のもうひとつは、男性が自分の身体について自己肯定感を持てるようになる材料を提供することだった。医師や出版社が包茎は恥ずかしいという価値観を作り上げた経緯を示したことで、包茎は恥ではないと思ってもらえる材料を提供できたと思っている。ここでは、話をもう少し実践レベルに落として、包茎がバカにされない、もっと具体的にいえば、集団入浴で緊張を強いられない男同士の関係性を作るためにどんなものが必要かを考えてみたい。

第一に、愚直だが、包茎がバカにすべき対象でないことを医学の知にもとづいて伝える性教育は欠かせない。中学生・高校生を対象にした場合、どんなことを教えるべきかを、考えてみたい。

包茎手術ブームが去ったとはいえ、美容整形医による包茎のネガティブ・キャンペーンはまだインターネットなどで目にする。手術の要不要は思春期の男子が知りたいことのひとつだろう。後年、美容整形医までもが肉体的な問題はないとした仮性包茎については、基本的に手術をする必要はないと伝えるべきだろう。仮性包茎はノーマルであり[36]、手を使って亀頭を出すことができれば、なにも問題はない。

手術以外の治療をしても包皮が反転できなければ手術もやむをえないが、包皮を切り取ってしまうのではなく、残しながら治療するのがのぞましいと、医師の石川英二は述べている。また、炎症を繰りかえす場合に手術をすすめられることがあるが、手術のメリットとデメリットを熟慮したうえで、決断は慎重にしてほしい、と注意をうながしている[37]。

ちなみに、劣等感からの自殺は包茎手術によって食い止められるといいたげな一九六〇年代の発言がある[38]。発言者は包茎医である。死ぬほど包茎がつらいのならしかたがないが、すでに見たように手術は失敗した時のダメージが大きく、新たな死の衝動をかかえることになるかもしれない。そのことも考慮に入れて手術を検討すべきだろう。失敗がどのくらいの頻度で生じているのかを示す統計はないが、国民生活センターの調査は、手術を受けた人の約四割がなんらかの不満や不具合を感じていたと報告している[39]。

性教育ではペニスの洗い方も教えたい。仮性であろうと真性であろうと露茎であろうと、清潔にすることは必須である。だが、すすめられる洗い方は医師によって違う。石川医師は、水で軽く洗うことをすすめている。せっけんは不要である。炎症の原因になることがあるためだ。また、天然の皮脂を洗い流してしまい、皮膚炎を起こすことがあるという。奥まで洗おうとして無理に包皮を剝く必要はない[40]。

一方、医師の岩室紳也は、亀頭を完全に露出したのち、せっけんをつけてナイロンなどのタオルでごしごし洗うことをすすめている。ただし、完全に亀頭が露出できるようになるまではせっけんは不要だ。完全露出できないまませっけんで洗うと、包皮の内側などに残ってかぶれることがあるからである。また、はじめて亀頭を露出できた時からごしごし洗う必要はなく、徐々に慣らせばよい。そうでなければ、包皮を剝いてせっけんでごしごし、が基本である[41]。

海外の動向も一様ではない。イギリスの国民保健サービスのサイトは、一日一回、お湯で洗えば十分であると助言している。成長過程においては、包皮を反転して内部まで洗う必要はない、とも書いている。オーストラリア保健省の外郭団体ヘルス・ダイレクトは、注意ぶかく包皮を剝き、水と低刺激性のせっけんで洗うことをすすめている。「敏感な部分をごしごし洗ってはいけない」との注意書きも見える。アメリカの国立生物工学情報センターのサイトにある亀頭炎の予防法を記した記事は、頻繁に洗い、乾かすことが必要だが、せっけんで洗いすぎると状態が悪化するかもしれないと助言している[42]。

これほど意見がいろいろあると、性教育をしようにも指導者は困ってしまう。こうした場合は、さまざまな見解があることを示したうえで、ダメージが出ない範囲で自分の身体で試してみることをすすめるしかない。

なお、包茎の医学／生物学的な知を伝達するさいには、「包皮は生物学的に必要だから存在する」というふうに「本来のペニスのかたち」があることを前提にしないほうがよい。第1章と第3章では、包皮は保護膜であり、包茎こそが「本来」とする説を紹介した。「包皮は必要だから存在する」というロジックは理解しやすいし、包茎に悩む男子をはげます効果も期待できる。が、生まれながらにして包皮が短い男性もいる。定まらない「本来」を無理やり定めるよりは、ペニスにもいろいろな大きさやかたちがあることを教えるのが本筋だろう。

最近は包括的性教育といって、性の生理学的な側面のみならず、社会・文化的な側面も伝える教育法が提案されている。[43]包茎手術がビジネスとして使われ、「包茎をほうっておくと病気になる」「女に嫌われる」などの説が集客のために流布された経緯を伝えるのは有効である（本書が役立つだろう）。包茎クリニックが引き起こした消費者問題について教えるのも、注意喚起になる。

包茎手術がブームになったのには、ブームになるだけの素地があったこともあわせて伝えたい。女をペニスで支配する発想、ペニスがよければ女をモノにできるという偏見が社会に蔓延し、手術を受ける側もそれをうのみにしていたから、手術は一大ブームとなった。セックスに必要なのは相手とのコミュニケーションであって、手術ではないことを教えたい。

以上は、青少年を対象者として想定した包茎をめぐる性教育である。だが、成人男性のなかにも、包茎についてよくわかっていない、あるいはネガティブなイメージを持っている者がいることをふまえると、[44]成人男性にも役立つかもしれない。

新たな男性身体イメージの構築

包茎がバカにされない男同士の関係性に必要なものの第二は、新たな男性身体のイメージである。男の身体は、働く身体か、そうでなければ女をイかせる身体としてしかイメージされてこなかった。求められたのは鋼のような強さと持続力であった。[45]

だが、現代は、狩猟で食料を獲得しなければならないわけでも、生存のために肉弾戦を要するわけでもない。パワーを至上とする男性身体のイメージは変更されしかるべきだ。あわせて、セックスですぐに果ててしまう身体、包皮につつまれた感じやすいペニスが肯定されたっていい。

金田淳子らによる『オトコのカラダはキモチいい』には、前立腺開発によって亀頭を濡らしながら何度もイく男性、乳首への刺激がもたらす快感に目覚める男性が登場する。これらの事例を前にして金田は、「男の体も実は全身性感帯と言えるのではないか?」との所感をいだいている。男の快感はペニス一点に集中しているが、女体は全身が性感帯である、とはいい古された言葉だが、それはたんに男性たちが自分の身体に興味を持っていないだけではないか、というのが金田の見立てである。[46]

この本に出てくる男性身体は、受け身で、やわらかく、ジューシーである。包皮切除をして乾ききった亀頭で女の膣をガンガン突く、包茎記事に見られる男性身体のイメージとはまったく逆だ。ペニス中心ではない快楽に身をまかせる男性たちの事例を積みかさねて、新たな男性身体のイメージを構築することはできないだろうか。迂遠な方法ではあるが、男性身体のイメージの変更は、包茎がバカにされる男同士の関係性をも変えていくだろう。

あとがき

なぜ女が、しかもフェミニストが包茎研究を？

本書を手にした多くの人が持つ疑問だと思う。それに答えておきたい。

それは、男が幸せにならなければ、女もまた幸せにならないと思ったからである。本書に書いたように、男による男差別はひどい。表向きは「男同士のおふざけ」、「男の友情のアカシ」ということになっているが、被害を受けたほうはけっこうなダメージをくらう。しかし、被害を受けた側も「おふざけ」、「友情」と考えたほうが気が楽だし（自分は暴力を受けていると思うほうがしんどい場合がある）、あるいは加害者と価値観を共有していたりするので（本書の例でいうなら「やっぱり包茎ではいけない」とイジるほうもイジられるほうも思う）、異議申し立てすることは稀である。

しかし、受けた傷は被害者自身も意識しないところで腐敗し、鬱積はたまる。暴力を受けている者は他者にも暴力をふるいたくなるものである。丸山眞男はこれを「抑圧の移譲」と呼んだ。こんにち、女が男から受けている有形無形の暴力の少なからずが、男が同性間の関係において受けた暴力が移譲されたものだと筆者はふんでいる。だから、男同士の関係から暴力を排したい。

そして、男から女への暴力が止む社会を実現したい。本書はそのための小さな布石である。

……と書くと、「女から男への暴力はどうでもいいんですか」とか「女性間暴力には目をつぶるんですか」という質問が飛んでくることが予想される。これらの暴力は存在するし、ぜひとも解決したい。しかし、一人の力には限界がある。まずは筆者は、歴史社会学やジェンダー研究を通じて、看過されがちな男性間暴力を可視化することを担当したい。

この世から暴力を排除するために私たちはなにができるだろうか。「おふざけ」の本質は暴力かもしれないと立ち止まってみる。人を支配したくなった時、その気持ちの奥底になにがあるのか自己分析する。「常識」、「当たり前」と思っていたことは誰かが「捏造」したものかもしれないと考える。ハードルは高いが、暴力をふるう人間には毅然と立ち向かう。被害にあった人をケアする。ヒントは本書の随所にちりばめたつもりだ。本書をきっかけにして、あらゆる関係性から暴力をなくす動きに連なってくれたらうれしい。

本書執筆の経緯についてふれておく。包茎に関心を持ち出したのは前著『日本の童貞』のもとになった修士論文を書いた一九九七年であった。童貞の記事にやたらと包茎が出てきて、童貞とともにバカにされていたのである。短小やインポよりも問題は複雑であるように見えた。短小は「大きいのがよい」という価値観に反するから、インポは勃たないから、問題化される。これはわかりやすい。しかし、仮性包茎はマジョリティであるうえに、医学的に病気とは見なされない。

なのに、男性たちは気にし、美容整形医たちは大いばりで手術をせよと急かす。これはどういうことなのかと疑問に思った。

その後、少しずつ資料を集め、二〇〇八年にはじめて小さな研究会で発表をする。参加者、とくに男性の関心がとても高かったので、本格的に調査することにした。二〇〇九年に出版した『平成オトコ塾』で包茎のために一章をさいた。これも、反響があった。

研究者は「なにを研究していますか」とたずねられることがある。『日本の包茎』執筆当時は「童貞についてです」と答えていた。すると、男性の多くが、ニヤニヤして「ボクも童貞です」とかえしてきた。「本当は違うんだけどね。ボク、おもしろいでしょ」というわけである。

だが、「研究テーマは包茎についてです」と答えるようになって、男性たちの反応がガラリと変わった。皆、だまってうつむくのである。「ボクも童貞です」の勢いはいずこへ、と思うとともに、ちまたの包茎言説が多くの男性のアイデンティティに影を落としていることを知った。

二〇一六年から一八年にかけて日本社会学会、日本教育社会学会で研究成果を発表し、所属大学の紀要に論文を発表した。すぐに本にするつもりだったが、思いが強すぎてなかなか筆が進まない。子どもの包茎の問題を一緒に書こうとしたのもいけなかった。小児包茎の話は、青年以上の包茎の話と、問題の位相がまったく異なる。子どもの話は別の一冊にすることにしたら、本書の構成が見えてきた。

それでも時間がかかってしまった。あきらめず見守ってくださったのは、筑摩書房の石島裕之さんである。『平成オトコ塾』もご担当いただいた。業界随一の石島さんの丁寧なコメントと励ましがなければ、書き上げることはできなかった。どうもありがとうございました。

そして、本書を手にしてくださった読者の皆さんにも感謝を。ありがとうございました。皆さんと、皆さんの周囲の人びとの人生がよりよいものになることに本書が少しでも貢献できたら、これに勝る喜びはない。

澁谷 知美

二〇二一年二月

註

序章

1——日本家族計画協会思春期・FPホットラインの二〇〇四〜二〇一三年度実績より。二〇〇四・二〇一三年度は二位、その他の年度は一位。『家族と健康』二〇一四年六月一日、四頁

2——本庄、一九六二、三〇—四頁

3——「日本人の抱える包茎恐怖症は根強いものがあり、ウツ病にまで発展するケースもある」と石川英二医師が語っている。『週刊現代』二〇〇五年一〇月一日号、一九九頁

4——Yamagishi et al., 2012。本文およびこの註に引用した数値は Table 2 の Findings of physical examination による。Figure 1 の Type 2-4（一七一人中一〇八人）を仮性包茎と、Type 5（同三人）を真性包茎と、Type 1（同六〇人）を露茎と本文では表現した。調査は二〇〇九〜二〇一〇年にかけておこなわれた。有効回答者数は一八八名、回答者の年齢は一八〜八九歳である。本文中の数値は環状切除をした一七人をのぞいて計算したもの。初診時診断名は生殖器疾患／性感染症が多かった。包茎は性感染症にかかりやすいという説があり、その意味では包茎者の数が若干多めかもしれない。だが、清潔にしていれば問題ないという説もあるので、その意味ではある程度の一般化が可能かもしれない。

5——石川、二〇〇五、七七—九頁

6——Cox and Morris, 2012: 255

7——Preston, 1970

8——Goldman, 1997

9——Svobada et al., 2016

10——"foreskin restoration goods"（包皮再生グッズ）でネット検索すると、興味深い器具が複数ヒットする。

11——主な団体に National Organization of Circumcision Information Research Center、Doctors Opposing Circumcision など。街頭デモの様子は Kurzius, 2015

12——Owings et al., 2015。ちなみに、イギリスでは一九五〇年に新生児の包皮切除手術が保険適用から外されてい

る（石川、二〇〇五、四二頁）。不要だからと解釈される。カナダ小児科学会は、新生児の包皮切除手術はよほどの理由がなければする必要はないという方針を出している（Sorokan etal., 2015）。

13――Greenberg, 2017, Kesvani, 2018。イスラム教徒と結婚した非イスラム教徒の妻の選択についてはThornton, 2016

14――Caron, 2018

15――包皮切除反対派の議論を批判的に検証するレビュー論文として、Morris et al., 2019など。

16――韓国はアジア圏では唯一、宗教的理由なしに包皮切除手術を受ける者がたいへん多い。アメリカの影響といわれる（Pang & Kim, 2002）。韓国は韓国で別の特殊性がある。

17――『週刊プレイボーイ』二〇〇七年六月一一日、八一―二頁

18――吉岡・武藤、一九八三、Castro-Vázquez, 2015, 石川、二〇〇五

19――Messerschmidt & Messner, 2018, 平山、二〇一九

20――前川、二〇二〇

21――ゲイ男性のあいだで包茎の地位はけっして低くない。二〇一二年と一八年には新宿二丁目のクラブで「包茎ナイト」が開催されている。包茎の人には入場料が安くなる包茎割が適用された（g-lad xx, 2012、後藤、二〇一八）。

22――割礼は、現代では、包茎手術を正当化するための言説としてしばしば引き合いに出される。何世紀にもわたっておこなわれていることだから合理性がある、というわけである（たとえば、青木、一九六九、一六一頁、『スコラ』一九九三年九月二三日、一五九頁など）。しかし、サンダー・ギルマンによれば、一九世紀には、割礼を不潔さと病理の象徴とみなす言説があった。当時のユダヤ教の割礼では、割礼を受けたばかりの乳児のペニスを、止血のために儀式の執行者である成人男性が吸う工程があった。梅毒がうつるのはこの工程のためであると複数の論者が論じている。また、男性のペニスを吸う男性の存在は、倒錯、つまり精神的な病理の記号と見なされた（ギルマン、一九九七、一三一―四頁）。割礼の儀式そのものは何世紀にもわたって取りおこなわれているものだが、その意味づけは変遷している。

23――『南山堂　医学大辞典』第18版、一九九八年

24――川村・島田・岩室・津ケ谷・高橋、二〇〇三、七二九頁

25――『南山堂　医学大辞典』第18版、一九九八年

26――かんとん包茎について一言しておく。かんとん包茎は、包皮口から亀頭を出したものの、包皮口がせまいため

に、亀頭冠状溝が包皮口によって締めつけられる（かんとんを起こす）状態のことである。これは、本来、包皮口がせまい真性包茎にともなう一時的な症状のことである（中村・村井、一九九七、二一八頁、国民生活センター、二〇一六、二頁など。仮性包茎にともなう症状とするのは板倉、一九五二、一二三頁）。しかし、一九八〇年代以降の青年誌などでは、真性包茎、仮性包茎と並ぶ包茎の第三のカテゴリーとして列挙されることがある。この用法は誤りであるが、誤用が多いあまり、「かんとんをしばしば起こすペニス」の意が定着しつつある。誤用の例として、『BIG tomorrow』一九八九年五月、一七八頁、『スコラ』一九九一年九月二六日、一二六頁、霜降り明星、二〇二〇ほか多数。

27――本書に引用されていないものを含め、どの範囲の資料を渉猟したかを示すリストは http://shibutomo.site/hklist に掲載した。

第1章

1――日本のM検の歴史は澁谷、二〇一三、第4章参照。M検にかぎらない、人体計測の技術そのものが植民地主義や優生思想に由来することはグールド、一九八九参照。また、足立もその一角を占める人類学が植民地政策に手を貸しながら発展していったことは、ガフ、一九六九、中生、二〇一六、二五―六頁参照

2――田代、一八九六、一三、一四頁。なお、この説と同じくらい荒唐無稽な主張として、日本人ももともと包皮が長かったが、母親がカヤの葉で子どもの包皮を切る習俗（第3節参照）が長くつづいたことにより、「遺伝的」に包皮が短くなったというものがある（衛生新報編集局編、一九〇六、八一頁、鴨田、一九〇八、一二五頁）。さほど広まらなかった議論であり、列挙した文献以外では目にしたことがない。

3――亀頭を清潔に保つため、軍が兵士にたくし上げを指導していたとの指摘がある（巨勢、二〇一〇、三七頁）。今回の調査ではそれを裏付ける一次資料は見当たらなかった。

4――足立、一八九九、四二八、四三二頁。なお、足立が「誤認」と呼んだのに類似する認識が男たちのあいだにあることは、ほぼ同時代に医師の田代義徳も指摘している。二〇歳に達した男子は生理的に亀頭が全露出するものであり、包皮におおわれているのは異常であると認識している者がいると述べている（田代、一八九六、二頁）。

5――宮内、一九四一、一〇頁。露茎が優越感を持つ風潮があるとするのは藤巻、一九四二、七〇頁

6――一九二三年の自死報道は『読売新聞』朝刊、一九二三年七月一四日、九面。一九三三年の医学エッセイは、内

田、一九三三、三七頁。このエッセイで引用されている「渡邊技師」の報告は渡邊、一九三〇

7——『読売新聞』朝刊、一九三五年一一月一五日、九面

8——藤巻、一九四二、二七二頁

9——『読売新聞』朝刊、一九三九年一二月二三日、五面

10——外村、一九六〇→一九六二、二六六頁

11——笹岡、一九七六、八六頁。この子どもたちは非公式に検査の様子を見ていたわけだが、公式に婦人会の女性たちを臨席させて、徴兵検査の様子を見せることもあった（服部、一九六四、四二頁）。「検査場には国防婦人会の人がずらっーと一列に並んで検査を見ていた。素っ裸にされて、前も尻の穴も全部調べられてさ、あの時は今度生まれるならば女に生まれたいと思った」という証言もある（岡崎市郷土館編、二〇〇三、六頁）。ある私小説に「うちの祖母（ばあ）さんが言ってたけど、徴兵検査のときピンとなっちゃったのがいて、そのまま歩調とって検査官の前へ行ったら、男らしいってほめられたって」という台詞があるが、祖母さんは婦人会メンバーの一人として臨席した可能性がある（裸夢坊、一九六九、二一三頁）。

12——内田、一九五七、九三頁

13——笹岡、一九七三→二〇〇四、一九七—八頁

14——笹岡、一九七三→二〇〇四、一九九—二〇〇頁

15——水野、一九八二、一五七頁

16——笹岡、一九七三→二〇〇四、二〇二頁。さすがにすべての現場、すべての手術で麻酔が使われなかったとは考えにくいが、こういうケースがあったであろうことは想像できる。

17——高山、一九四二、一二六頁

18——一八八三年の『読売新聞』に掲載された今井の医院の広告三点は、いずれも朝刊で、一八八三年六月六日、四面、八月一一日、四面、同月二一日、四面。生司院の広告は『読売新聞』朝刊、一九〇八年一二月二二日、一面。回春堂の広告は『朝日新聞』朝刊、一九一〇年八月八日、八面。一九二六年の中央医院・生司院・花王医院の広告は、それぞれ『朝日新聞』夕刊、一月八日、四面、同、同月一四日、四面、同朝刊、二月一七日、五面。医師の苦言は、内田、一九三三、三八頁

19——「手島式〜」のすすめは仁保、一九二〇、一五〇頁。『読売新聞』で最初に確認できる「包皮自然治療器」の

広告は、朝刊、一九一五年五月七日、七面。三光社の「アンクル」広告は、同朝刊、一九三一年八月八日、六面
20――『読売新聞』朝刊、一九三二年七月一日、六面
21――『読売新聞』朝刊、一九三四年一月一九日、五面、同、一九三四年二月二日、四面、同、一九三六年一〇月三一日、五面
22――『受験旬報』一九三五年一一月中旬号、八一頁。澁谷、二〇一三、四六四頁に引用
23――朝岡、一九三四、一八二頁
24――『読売新聞』夕刊、一九三五年八月一八日、四面
25――『読売新聞』朝刊、一九三四年八月一二日、一面、同、一九三四年九月一四日、一面、同、一九三四年一一月一七日、三面
26――『健康之光』一九三三年九月号、巻頭。ただし、『自瀆の害と性器短小及包茎の最新療法』の現物は未確認。あるライターは、本書の広告は他誌にも繰りかえし出ているものの、古書店の目録や即売会で現物が売りに出ているのを一度として見たことがないと述べる。性関連の本は、発売予告をしたまま出ない場合があるという（松沢、一九九六→二〇〇〇、三三頁）。
27――宮内、一九四一、一〇頁
28――平島、一九二〇、一九〇頁
29――福富編、一九九六、一五六、一五九頁
30――晴雨は、包茎のために初夜がうまくいかず、妻に里帰りされたのでは「男子一代の大耻辱」だと書いている（福富編、一九九六、一五六頁）。が、これは包茎にたいする恥ずかしさではなく、勃起しないことにたいするそれと解釈するのが妥当である。
31――奥田・川瀬、一九三七、三五七五頁
32――『読売新聞』朝刊、一九三一年二月九日、五面、同、一九三〇年八月二八日、五面
33――足立、一八九九、和田、一九〇三、岡、一九〇三、矢田、一九〇七、平島、一九二〇、矢野・梶塚、一九二六（中島、一九三三aに引用）、川村、一九三二、杉山、一九三二、中島、一九三三a、須野、一九三四、日下、一九三五、石館・横井、一九三五、陶・徐、一九三六、奥田・川瀬、一九三七、角田、一九三七、村山・高木、一九三八、笹部、一九四〇、宮内、一九四一、柳谷、一九四一、荒木、一九四二、藤巻、一九四二、武波、一九四三。矢

野・梶塚調査の刊行年は不明なので、調査の最終年を刊行年とした。本調査は、中島、一九三三ａ、二〇頁に引用されている。中島は調査を「大正六年」実施としているが、掲げられた表には「自大正六年　至昭和元年」とある。

34――矢野・梶塚、一九二六（中島、一九三三ａに引用）、中島、一九三三ａ、日下、一九三五、奥田・川瀬、一九三七、角田、一九三七、村山・高木、一九三八、笹部、一九四〇、柳谷、一九四一、荒木、一九四二、藤巻、一九四二

35――足立、一八九九、四二八頁、石館・横井、一九三五、一四三二頁

36――仮性包茎と真性包茎に相当する状態を「一部性包茎」と「完全性包茎」と呼ぶのは田代、一八九六、一頁、「仮包茎」と「真包茎」と呼ぶのはＴＭ、一九二〇、三六三頁、「不全包茎」と「完全包茎」と呼ぶのは朝岡、一九三四、一八〇頁、「非病的包茎」と「病的包茎」と呼ぶのは加藤、一九三六、八〇―八一頁、「比較的包茎」と「絶対的包茎」と呼ぶのは杉本、一九三七、四三頁

37――高山、一九四二、一二七頁

38――長浜、一九三八、一三四頁、長浜、一九三五、三三七頁、山田、一九三五、二〇二頁、柴田、一九四〇、二〇二頁

39――中島、一九三三ａ、一一五七頁

40――角田、一九三七、六九二頁

41――笹部、一九四〇、一六二頁

42――対象者が特殊なため、一九三五年の日下の調査結果はのぞいてある。

43――横井、一九三四、二〇二頁

44――伊藤、一九一四、二二三、二二五頁

45――鴨田、一九〇八、一二五頁

46――山田、一九三五、二〇二頁

47――古崎、一九三七、八六頁

48――長浜、一九三八、一三四頁

49――長浜、一九三五、三三九頁

50――宮内、一九四一、一〇頁。別の医師も、不要な「包皮切断」を要求する患者について書きとめている（内田、

一九三三、三八頁)。
51――狩野、一九〇九、二六一頁
52――田代、一八九六、二頁
53――鴨田、一九〇八、一二五頁
54――衛生新報編集局編、一九〇六、八一頁
55――ストープス、一九三〇、一〇九頁
56――横井、一九三四、二〇二頁
57――ある医師は、皮ごと挿入して時間を引き延ばすテクニックが海外の通俗書で紹介されているのを引きながら、「こんな芸当」は相当高度の仮性包茎でなければできないとコメントしている(濱野、一九三七、一六一頁)。
58――足立、一八九九、四三三頁
59――高橋評釈・伏見校註、一九五四、九六頁。相撲取りに包茎が多いとされるのは、肥満になると包皮が下がり、包茎ぎみになってくることと関係しているだろう。足立論文では、力士が亀頭を出すことを嫌い、つとめて後方に押し込み、包皮を前方に引くようにする風習が紹介されている。亀頭を出すと力が抜けて負ける、という迷信があるのだという(足立、一八九九、四三四頁)。
60――早川・ガーストル、二〇一八、六二一四頁。刊行年についてはガーストル、二〇一八、九頁
61――渓斎、一八一八、上の十
62――岡田編、一九五二、二一〇頁。なぜ包茎のことを「越前」と呼ぶのか。宮武外骨が『川柳語彙』に次のような解説を載せている。「此語源に就ては、越前生れの者に特有の遺伝があるのだとか、或は鑓印の形が擬似するに因るとの説もあつたが、予が去月齋藤且力子を介して旧越前福井藩松平家の老人に照会した返答に拠ると、宝暦頃の鑓に熊の毛皮を用ゐたので、越前家の皮かむり鑓と呼ばれたとのこと、これか確説であらう」(宮武、一九二三、六三頁)。「熊の毛皮」とは鑓の保護カバーのことである。
63――長浜、一九三五、三五五頁
64――濱野、一九三七、一六一頁
65――森下、一九三二、一八頁
66――日下、一九四〇、一三〇―一頁

67——日下、一九三五、六四〇頁。日下のいう「仮性包茎」カテゴリーの大部分は、他の論者であれば手術は不要とする「勃起時に亀頭の一部を露出する」状態だった。

68——森下、一九三二、一九頁

69——高山、一九四二、一二六—一二七頁

70——該当する文献は、http://shibutomo.site/hklist 参照

71——大野、一九〇七、六四頁、杉本、一九三七、四四、四七頁、秋山、一九三九、一〇〇頁、日下、一九四〇、一三〇—一頁

72——カスペル、一九二九、志賀、一九三九、北川、一九四二、高橋・市川、一九四二、皆見、一九四三の計五冊の泌尿器科教科書を閲覧したところ、仮性包茎に相当する状態を取り上げていたのは皆見のものだけだった。ただし、「偽性包茎」と呼ばれている。一三〇四頁。なお、東京大学医学図書館に所蔵されている戦前の泌尿器科教科書として右の五冊を選んだ。

73——柴田、一九四〇、二〇三頁

74——平島、一九二〇、一九〇頁。ちなみに、人口学者の篠崎信男は、東京帝国大学の学生時代、解剖学者の西成甫(にしせいほ)の講義で包茎増加について次のような原因論を耳にしたという。かつては赤ん坊は母の背中におぶわれており、母親の背中で赤ん坊のペニスがすれて、自然と包みが取れた。が、近ごろは子どもは乳母車で移動させられるので、そうではなくなった、というものである(篠崎、一九七〇、一七四頁)。篠崎の経歴からすると、おそらく一九三〇年代の話である。

75——大人の仲間入りのための儀礼としての割礼が日本にもあったという議論を民俗学者の中山太郎がしているが、推論に推論をかさねたもので、説得力に欠ける。中山、一九三〇、三九—四九頁。中山以外の議論については、吉岡・武藤、一九八三、五四—六頁

76——衛生新報編集局編、一九〇六、八一頁、鴨田、一九〇八、一二五頁、狩野、一九〇九、二六〇—一頁、伊藤、一九一四、二二四頁、TM、一九二〇、三六四頁。衛生新報編集局やTMは包皮を「切り捨てた」と書いており、包皮口を広げる切開ではなく、あたかも包皮切除がおこなわれたかのような印象を受ける。が、切除したあとは傷口を縫合する必要があり、母親たちがそれをできたとは考えにくい。鴨田や狩野のいうように切開がおこなわれたと見るべきだろう。

77——足立、一八九九、四三三頁、平島、一九二〇、一八六頁
78——赤松、一九九一、二八八—九一頁
79——狩野、一九〇九、二六〇—一頁
80——中島、一九三三b、一二八二頁、一九三三a、一一五九頁、一九三三b、一三〇〇、二、三頁
81——同様の狂気に似た熱気は足立も持っていた。足立はアイヌの老人を、一生食べさせる約束で世話をしたことがある。最終的に実行はできなかったが、老人の死後、遺体を解剖するのが目的だった（井上、一九八一↓一九八三、四二三頁）。
82——中島、一九三三a、一一五五—七頁
83——中島、一九三三a、一一五八頁、陶・徐、一九三六、一一四頁
84——伊藤、一九四八、一四六—八頁（野口、一九七四、四一頁より引用）、赤松、一九九一、二九〇頁
85——角田、一九三七、六九二頁、濱野、一九三七、一五九頁。柳谷、一九四一、七九六頁も同意見。
86——一九八五年の青年誌に包茎はインテリだと思っていたという述懐が出てくる（『平凡パンチ』一九八五年一二月二三日、五〇頁）。文明が進んだ社会ほどオナニーする人が多く、包茎も多いという中島の主張と連続性があるように思われる。
87——柳谷、一九四一、七九六頁。柳谷が比較対象としたのは、矢田が一九〇六年に実施し翌年発表した調査。柳谷の調査時期は一九三九年から一九四〇年なので、調査時期は三三年から三四年の違いがあることになる。しかし、柳谷は矢田論文を一九一八（大正八）年発表と誤記している。本文に記した調査時期の差は筆者のほうで訂正したものである。また、「日本人に於ては年代毎に減少を見せる包茎」と書いているが、文脈からいって「包茎」は「完全露出」の誤りと判断し、それも訂正したうえで本文に反映させた。
88——杉本、一九三七、四六頁、秋山、一九三九、一〇〇頁、ストープス、一九三三、四三頁。一九世紀ヨーロッパでは、包皮がもたらすかゆみがオナニーを誘発するという議論が広まり、包皮切除を正当化する根拠となった。逆に、オナニー反対者が包皮切除に言及するかというと、それはなかった（Cox and Morris, 2012: 254）。
89——安田、一九五〇、五六、五八頁。「皮つるみ」はオナニーを意味するか男色を意味するかで論争があったことについては、木本、一九七六、四七—六一頁
90——安田、一九五〇、五七頁

91――安田、一九五〇、五一、五六―五九頁
92――安田、一九五〇、五一、五八頁
93――陶・徐、一九三六、一一二―四頁。完全露出者の減少と性交機会の不在を結びつける議論は、角田、一九三七、六九二頁もおこなっている。
94――宮内、一九四一、一〇頁。とはいえ宮内は宮内で、未婚・既婚の別の影響を除去しないまま、年齢のみを基準にして包茎率をはじき出している。年齢ではなく、婚姻状況が作用しているのではないか、との批判はありうる。だが、乳幼児期から青少年期までを対象にした統計では、年齢が上がるにつれ包茎率は低減することが明らかになっている（Øster, 1968、今村、一九九四a、b、石川・川喜多、二〇〇四）。この傾向は青少年期以降もつづくと考えられる。
95――保坂、二〇〇七、四六―七頁
96――川村、一九三一a、b
97――川村、一九三二、四四―六、五〇―二頁
98――フート、一八七九、一〇四―五頁
99――船石、一九二八、七六頁
100――田代、一八九六、一、二頁
101――足立、一八九九、四三四頁
102――衛生新報編集局編、一九〇六、八〇、八一頁
103――鴨田、一九〇八、一二五頁
104――ＴＭ、一九二〇、三六四頁
105――足立、一八九九、四二七頁
106――狩野、一九〇九、二六〇頁
107――相馬編、一九〇八、一三七頁
108――富澤編訳、一八七九、一五頁裏面、ホリック、一八九七、一五五頁
109――佐野編、一九〇八、六七頁、花柳、一九二五、六五、九一頁。ほかに横井一九三四、二〇二頁、山田、一九三五、二〇一頁、杉本、一九三七、四三頁など。

110――秋山、一九三九、九八頁

111――奥田・川瀬、一九三六、六九、七〇頁より孫引き。道有の記録がどういった文献に掲載されているのかを中野は記しておらず、一次資料をつきとめることができなかった。

112――中野、一九三六、一九三七、三五七五頁

113――香川、一八〇七↓一九八二、八頁。刊行年には諸説あるが、ここでは解説にしたがって一八〇七年刊とした。

114――本間、一八四七、七頁、福持、一九三三、二九―三〇頁

115――野村、一八一八、一頁

116――中野、一九三六、七〇頁

117――独宋觚、一八二七、第三九章。刊行年は訳者序文の日付による。

118――本間、一八四七、七―八頁、一八五九、二一―九頁

119――『和英語林集成』初版にかんする事実関係は、磯田、二〇一五、二五〇頁を参考にした。ちなみに、包茎という言葉の成立をさぐるこの論考で、磯田は『西説内科撰要』巻六を取り上げ、「包茎の文言はなく、「包皮焮衝（きんしょう）」と表現している」と書いている（二五一頁）。また、別の箇所で「元来、日本で、「包皮焮衝」と表現していたものに、「包茎」の二文字をあてるようになった」とも書いている（二五二頁）。包茎と包皮焮衝を磯田は同一視しているわけだが、この認識は誤りではないだろうか。焮衝とは腫れることを意味し、包茎に生じうる症状ではあっても、包茎の状態そのものではない。磯田自身が二五二頁で引用する『外科拾要（げかしゅうよう）』の包茎の説明「包茎は［……］包皮焮衝を生し」を例に考えてみればわかることである。磯田の認識どおり包皮焮衝が包茎のことをいっているのだとしたら、「包茎は包茎を生じ」と書いていることになるわけで、意味をなさない。ここは素直に「包茎は腫れを生じ」と読むべきである。包皮焮衝は包茎の意ではない。

120――熱児弾（ジョルダン）、一八七七、一七頁、藤井編訳、一八七八、四六頁、富澤編訳、一八七九、一五頁裏面

121――列篤于（レタウ）、一八七八、一三、一四頁、フート、一八七九、一〇五頁

122――杉田玄白、一七七四↓一九九八、山脇東洋、一七五九↓一九七九、宇田川編・亜欧堂銅刻、一八〇八↓一九七三

123――高野、一八三二↓一九七八、九二頁

124――熱児弾（ジョルダン）、一八七七、一二頁

125――ホリック、一八九七、一五三頁
126――中島、一九三三b、一二九九頁。解剖学者の名は「ライネル」とも表記。
127――足立、一八九九、四三四頁

第2章

1――「仮性包茎」およびそれに相当する状態を挙げて手術が必要と述べているもの、文脈からそうであることが明らかであるものをカウントした（竹内、一九四七、四八頁、松本、一九四八、二四頁、『読売新聞』朝刊、一九五二年二月九日、四頁、板倉、一九五二、一二三、一二四頁、金子、一九五四、九八頁）。二〇歳以上の「一部の軽い不完全包茎」の者のうち、平常時も包皮が後退するように一年くらいつとめてもよくならない場合は要手術としたもの（謝、一九六七、二二四、二二五頁）もカウント。手術をすすめる記事の多くはたんに「包茎」にたいしてすすめているが、仮性にもすすめていると確実に判断できないものはのぞいた。「包茎」が仮性と真性の両方を意味するか、真性のみを意味するかが不明だからである。本章で参照した文献一覧は、http://shibutomo.site/hklist 参照
2――金子、一九五一、金子、一九五四、鈴木、一九五五
3――林、一九五〇、五四頁
4――書籍は、内田・内田、一九五五、内田、一九五五、梅沢、一九五五、大森、一九五五。「以前にはなかった」というのは、NDL ONLINE および CiNii Books で一八九〇年から一九五五年に刊行された「美容整形」をキーワードに含む書籍を検索した結果をふまえて。日本で最初の美容整形ブームの年は一九五五年であるといいたいわけではない。ブームは戦前にもあったかもしれず、一九二三年ごろに内田孝蔵による二重瞼手術が流行したという証言がある（内田・内田、一九五五、三頁）。また、女たちの美容整形熱をあおるような一九三一年の記事も確認できる（主婦之友社編集局編、一九三一、一六八―八三頁）。
5――小山、一九五五
6――一九五四年から翌年にかけての『読売新聞』「美容相談」欄中、整形手術にかんする相談には次のものがある。基本的に朝刊五面、乳房の相談は朝刊八面。「ホオ骨の高い顔　整形手術で治せるか」一九五四年二月二五日、「整形したい鼻」同年二月二八日、「クチビルを整形したい」同年三月九日、「シワとり手術をしたい」同年七月二三日、「段鼻は治せるか」同年一一月三〇日、「若々しい眼になりたい」一九五五年三月二八日、「乳房を豊かにしたい」

一九五五年一一月一三日、「マブタの手術」同年、一二月二日
7――『毎日新聞』夕刊、一九五六年七月三〇日、五面
8――村木、一九六二、一七六―七頁
9――『読売新聞』朝刊、一九五四年四月一一日、五面、一九五五年三月一七日、五面、一九五二年一月二六日、三面、一九五五年九月十六日、六面
10――鬼塚・角谷、一九七九、七頁
11――『朝日新聞』朝刊、一九六七年二月二四日、一五面、同、二月二七日、一一面、『読売新聞』一九六九年二月一五日、一四面。それでも整形手術によって美を追求する流れは止むことはなかった。一九七八年には、議員立法によって医療法が改正され、これまで日陰の存在だった美容整形外科は「美容外科」を公に標榜できるようになった。病気を治療したり、健康を維持したりするわけでもなく、ただただ外見をよくしたいという患者の欲望を満たすだけの美容整形を医療行為と認めることには、ずいぶん反対意見もあった。だが、正式な医療からはずせば医師でない者が美容整形に従事することになり、その危険性を排除するためには医療行為に含めるべきという論理（羽生田、一九七八）で、「美容外科」の標榜が実現する。いわば現状追認のロジックであり、追認せざるをえないくらい、美容整形にたいする高いニーズが存在した。
12――軍医から内科医の経歴は野方、一九六九、七五、七七頁。美容整形医に転身するよう兄にすすめられた話は同書八五頁。同頁に「そのころ」とあり、これを一九五〇年代はじめごろとしたのは、「そのころ」が同書八一頁の「昭和二十六年の秋」を指していると考えられることから。亀頭整形開発の年を一九五八年としたのは、野方自身が書いた一九六八年の記事に「私が亀頭整形をはじめたのは、ちょうど十年前になる」とあることから（野方、一九六八、八七頁）。ただし、別の雑誌記事のプロフィール欄には「昭和三十一年に亀頭整形を創始」とある（大宅・野方、一九六八、九七頁）。手がけた患者の数は野方、一九六八、八九頁
13――大宅・野方、一九六八、九七頁。なお、薬物（材料）注入によってペニスを増大させる方法について、一九五八年に医師が「慎重を要する」と述べている（柳川、一九五八、二五八頁）。薬物注入法は「うさんくさいもの」と見られていた。それもそのはずで、当時、整形のための材料は薬事法の規制対象外であり、公然とシロウトによって製造されていた（野方、一九六九、一一九頁）。
14――村木、一九六二、一七八頁。本庄、一九六〇、六五頁

15――『週刊文春』一九七三年一一月二六日、一七〇頁
16――本庄、一九六三、四八頁
17――『週刊サンケイ』一九八六年四月一七日、一二二頁
18――三輪診療所が掲載する「男子不妊術」は病気治療では、という疑問があるかもしれないが、これは精管結紮（けっさつ）（いわゆるパイプカット）のことである。睾丸で作られた精子が精液に送りこまれないよう、輸精管を縛る手術である。そんなことをせずともコンドームを使えばいいのでは、と思われるが、コンドームを嫌がる男性は多く、夫がコンドームを嫌がった、あるいは使わなかったために、妻が複数回の妊娠中絶を余儀なくされるのはめずらしくなかった（『100万人のよる』一九六二年二月号、二五八頁、落合、二〇〇四、五九頁）。一九六〇年代半ばまでの日本では、あらかじめ妊娠しないように避妊するより、妊娠してから中絶するほうが多かったと推定される（松村、一九九四。落合、二〇〇四、五八頁より引用）。男性不妊術がすすめられたのはそうした世相においてだった。浮気はしたいが家庭外に子どもを作りたくない男性が受けることもあった。国際整形外科の「広膣」は膣の締まりをよくする手術、「処女膜」は処女膜再生術のことと思われる。性交経験ずみの女性が処女を装うために受けるものである。
19――村木、一九六二、一七七頁
20――野方、一九六九、二二二頁
21――『読売新聞』朝刊、一九六一年四月二〇日、一一面、夕刊、同日、七面、夕刊、四月二一日、七面。ちなみに二〇一二年には、一九歳の浪人生が、仙台にある包茎クリニックのパソコンを破壊したとして逮捕されている。包茎手術をしても包茎のままで、返金や慰謝料を求めても応じてもらえなかった末の犯行だった（『週刊実話』臨時増刊、二〇一三年九月六日、一八五頁）。医師としては、勃起時に痛まないように皮に余裕を持たせて包皮切除をしたのだろう。
22――大慈弥・南条・大川・滝田・伊藤、一九七九、一九頁
23――村木、一九六二、一七九頁
24――村木、一九六二、一七九頁、藤田、一九七二、二三頁
25――野方、一九六九、二一八―二〇頁
26――村木、一九六二、一七九―八〇頁

27――村木、一九六二、一七七頁
28――野方、一九七四、一九〇―三頁
29――福岡、一九四九、六七頁、本庄、一九四九a、五七頁、一九四九b、四四頁
30――本庄、一九四九a、板倉、一九五二、一二三頁、西島、一九五九、二二六頁
31――竹村、一九五六、一〇四頁
32――柳川、一九五八、二五八頁
33――永田、一九五三、一一七頁
34――落合、一九七四、一九六頁。このサラリーマンは一部で有名だったらしく、彼のエピソードに酷似した話が野方、一九七四、第2章に掲載されている。細部は少し違っているが、「この項50%はフィクションである」とあるので（五五頁）、おそらく同一人物について書かれたものと思われる。
35――時田ほか、一九五三、八九頁
36――金子、一九五五、五四―五頁
37――本庄、一九六〇、六四頁
38――金子、一九六二、二一九頁
39――村木、一九六二、一八〇頁
40――高橋、一九六〇、六二頁
41――野方、一九六八、八九頁
42――たとえば、『平凡パンチ』一九七一年二月八日、九九頁は、日本人と米国人のペニスの平常時の差を示したうえで、勃起時にその差が相対的に縮まることを図示している。また、『スコラ』一九九二年九月一〇日号、一二八頁には、日本人男性のペニスについての「皮さえかぶってなかったら、堅くてエラも張っていて、世界に誇れる」という評価が見られる。
43――陰茎ナショナリズムは江戸後期にも見いだせる。しばしば包茎談義で取りざたされる言葉に、平田篤胤がオランダ人のペニスを「とんと犬の物のやう」と嘲笑したものがある。西洋人のペニスをバカにしつつ、日本人のそれの優越性を確認しているものと解釈できる（平田学会編、一九一五「講本気吹颫上之巻」二五頁）。
44――松本、一九四八、九五頁

45――福岡、一九四九、六八―九頁、板倉、一九五二、一二三―四頁、寺田ほか、一九五五、一一一頁
46――赤川、一九九九、一九七―二〇〇頁
47――馬島、一九四六、松本、一九四七、霜鳥・岬、一九四八
48――安田、一九六六、八九頁
49――『週刊 実話と秘録』一九六三年五月三一日、一〇二頁
50――西島、一九五九、二二七―八頁。なお、西島は真性包茎にのみ手術をすすめている。
51――ストープス、一九三〇→一九五三、九〇頁
52――寺田ほか、一九五五、一〇八―九頁
53――川村・島田・岩室・津ケ谷・高橋、二〇〇三、七二六、七二七頁。座談会の包茎と早漏をめぐるくだりで、唯一、沈黙しているのは岩室紳也である。岩室は座談会の前年に「「包茎は早漏の原因」という宣伝文句はあながち間違っているとはいえない」という考えを表明している（岩室、二〇〇二、四六二頁）。岩室がその場で反論していない理由はわからない。
54――馬島、一九四六、一三八頁
55――一九七九年の『週刊プレイボーイ』には「男は本来的に早漏」という医師による発言が見られる。同年一〇月二日、一四二頁
56――レイナー、一九六七、六六頁
57――竹内、一九四七、九三頁
58――レイナー、一九五九、二一七―八頁
59――阿勝、一九四六、一六―七頁
60――福岡、一九四九、六九頁
61――中村、一九四七、一五三頁
62――大越、一九四八、四七一頁
63――西島、一九五九、二二八頁
64――高橋、一九四九、一八四頁
65――高橋、一九四九、一八四―五頁

66――高橋、一九四九、一八四頁

67――高橋、一九六〇、六〇―一頁。「最近の研究」とは、「原口直技官が矯正医学会で発表した研究『不良男子における生殖器の発育状態』」と説明されている。なお、高橋は一九五一年の座談会でも、犯罪と性器の劣等感を結びつける発言をしている。『人間探求』増刊、一一号、一三四頁

68――第3章で取り上げるが、異常性愛、犯罪、性格異常と包茎を結びつけて語る医学書らしきものが書店に並べられている現状への言及が一九九〇年にある（『週刊プレイボーイ』一九九〇年九月四日、四七頁）。包茎言説には逸脱との関連性を述べるものは多くはないが、逸脱言説には包茎との関連を述べるものが数多くあるのかもしれない。

69――安田、一九五〇、五七頁

70――一九五二年刊のセックスレポートに掲載された回答。回答者の年齢などの詳細は不明だが、一九二〇年生まれの人が二〇歳まで思いこんでいたのだとすれば、一九四〇年ごろの話である。高橋、一九五二、二〇一頁

71――森岡、一九五一、九〇頁

72――高橋、一九四九、一八四頁

73――『週刊　実話と秘録』一九六二年六月八日、四二頁

74――中村、一九四七、一五三頁

75――高橋、一九四九、一八四頁

76――村松、一九五九、一四一―二頁

77――女性に包茎であることを知られるのが苦痛で初体験に踏みきれず、童貞のままでいるという当事者の発言はあり、包茎者を童貞と決めつける偏見もあったが、「包茎は童貞の証」との主張が真面目に展開される例は、その後見かけない。如上の当事者発言は『微笑』一九七五年九月二七日、六六頁、偏見は『週刊プレイボーイ』一九七五年六月三日、一〇二頁ほか。

78――『北日本新聞』一九四九年六月一九日、三面

79――高橋、一九四九、一八六頁

80――大宅・野方、一九六八、一〇〇頁、野方、一九六九、二六二頁、野方、一九八六、二七頁

81――秋山、一九六六、一九九頁

82――たとえば、『平凡パンチ』一九八五年一二月二三日、五〇頁、『ホットドッグ・プレス』一九九一年四月一〇日、

83——『ポパイ』一九九四年七月二五日、一〇七頁
二五七頁

第3章

1——同じ雑誌の同じ号に掲載されていても、離れたページに記事がある場合は一件と数えている。そのほうが、同じ号にいくつも記事が載るくらい包茎の話題がホットだったという「勢い」を把握できるからである。一九八五年は同じ号に掲載されている記事が計七件あるが、それを勘案しても一九八五年の記事件数は最多である。なお、『ホットドッグ・プレス』が何度か掲載している「イエローページ」の企画記事（包茎その他の心身のトラブルを相談できる病院などの連絡先を、電話帳のように羅列したもの）は、包茎記事として数えているが、タイアップ記事としては数えていない。公立病院なども掲載されており、金銭の授受があるとは考えにくいからである。本章で参照した文献一覧は http://shibutomo.site/hklist 参照

2——二〇一六年の国民生活センターの調査によれば、包茎手術を受けた人・受けようと思った人がきっかけとしたものの第一位は「雑誌・フリーペーパーに載っている広告」だった。本書の分析対象は純然たる広告ではなく記事なので同一視はできないが、雑誌の影響力はまだまだあるようだ。「ネットの広告」、「ブログ、掲示板、ＳＮＳの書き込み」、「病院のホームページ」はそれぞれ三、四、五位である（国民生活センター、二〇一六、八頁）。

3——包茎手術をすすめる記事の少なからずがタイアップ記事＝広告であることは、大人なら誰もが知っている常識であると筆者は思っていた。が、とある学会でそのことを発言したところ、「え、意外……」という空気が流れた。学識ある人びとがそうした反応を見せたことが筆者にとっては意外だった。

4——大朏（おおつき）、一九九一、一三二—三頁。同書によれば、『〇〇美容法』や『クイック整形』などの美容外科を紹介する単行本もタイアップ記事と同じである。著者である医師が買い取る契約で版元に出版させている。巷に流通する包茎手術の効用をうたう本も、その例に漏れない。

5——『宝石』一九八二年一月、四〇五頁

6——『ホットドッグ・プレス』一九九〇年八月一〇日号付録のプレスリリース四頁の広告料金表をもとに算出。タイアップ記事は四色二頁以上を原則とすること、別途制作費がかかることが書かれている。四色のグラビアの一頁あたりの基本料金は一八〇万円、編集タイアップ広告制作費は四色一頁で二五万円である。なお、本文に記したと

おり、本書では「クリニックの住所または電話番号、もしくはその両方が掲載されている」記事をタイアップ記事としている。

7——大朏、一九九一、一三三頁、『AERA』一九九六年二月二六日、六〇頁

8——『スコラ』一九九二年九月一〇日、一二九頁、同誌、一九九三年三月二五日、一三七頁

9——『週刊新潮』一九九〇年五月三一日、二七頁

10——『週刊プレイボーイ』二〇〇七年六月一一日、八二頁、『ヨミウリウイークリー』二〇〇四年六月二七日、五八頁、『サイゾー』二〇一一年五月、一〇三頁、『週刊プレイボーイ』二〇一九年一一月二五日、一三一頁

11——『ホットドッグ・プレス』一九九五年一二月二五日、五七頁、『スコラ』一九九三年九月二三日、一五九頁、『自由時間』一九九二年六月四日、一一頁。同様の証言に『スコラ』一九九四年一〇月二七日、一四八頁

12——カウント方法は第2章注1に記したものと同じ。対象となっている資料の性格が違うので、一九四六年から六九年に刊行されたものとの単純比較はできない。数値はおおまかな傾向を把握するつもりで参照されたい。

13——『スコラ』一九八八年一月一日、一三六頁

14——『ポパイ』一九八九年八月二日、一四七頁

15——『スコラ』一九八八年八月二五日、六一頁

16——『平凡パンチ』一九八六年一〇月六日、七九—八〇頁

17——『週刊ポスト』一九九〇年三月二三日、七〇—一頁

18——石川、二〇〇五、一一九—二一頁

19——『週刊プレイボーイ』一九七六年四月二〇日、一三〇—一頁

20——『スコラ』一九九四年三月二四日、一六三頁

21——『スコラ』一九九四年九月二二日、一三九頁

22——『平凡パンチ』一九七四年一〇月二八日、一五一頁

23——『平凡パンチ』一九七四年六月二四日、五五頁

24——『ホットドッグ・プレス』一九九一年四月一〇日、二五七頁

25——『宝石』一九八〇年五月、二八三頁

26——『アサヒ芸能』一九八七年四月九日、一二四頁、同、一九八七年八月一三日、一二〇頁、『スコラ』一九九五

年九月一四日、一四二頁、同、一九九七年二月二七日、一四〇頁、同、一九九七年八月二八日、一二二頁、『ホットドッグ・プレス』一九九五年一二月二五日、五七頁、同、一九九九年一二月二五日、五八頁。「日本人の男のコ」の六〇%とするのは『週刊プレイボーイ』一九八五年八月一三日、一一二頁
27――『スコラ』一九九八年九月二四日、一七三頁、『週刊宝石』一九八四年五月一一日、一五二頁、『週刊ポスト』一九九九年七月二三日、二〇五頁。「若者たち」の包茎率は七〇%とするのは『週刊宝石』一九八五年一〇月一一日、一四八頁
28――『自由時間』一九九二年一月二・一六日合併、一七頁
29――『ホットドッグ・プレス』一九九一年八月二五日、七八頁、同、一九九一年八月二五日、三七頁
30――『スコラ』一九八八年八月二五日、六一頁
31――『スコラ』一九八八年八月二五日、六一頁
32――五味、一九九九、二七頁
33――『平凡パンチ』一九八六年一〇月六日、七九頁
34――『平凡パンチ』一九八七年七月二三日、三四頁
35――『自由時間』一九九二年一月二・一六日合併、一七頁
36――『平凡パンチ』一九八六年一〇月六日、七九頁
37――最初期の匿名体験ルポは『週刊プレイボーイ』一九八〇年一月二九日号から三回に渡って掲載された「早大J君」によるそれである。コーナーの一企画として掲載されたのにすぎなかったが、反響が大きかったらしく、「1年たった今でも相談の手紙や電話が絶えない」と翌年三月一〇日号一七〇頁で報告されている。そのほか、同、一九八四年一月八日号、『ホットドッグ・プレス』一九八五年一月一〇日号に匿名の体験ルポがある。
38――『平凡パンチ』一九八五年二月一八日、一〇五頁
39――『平凡パンチ』一九八五年四月八日、四八―九頁。「包茎文明のあけぼの・序説」は書籍にもなっている。渡辺、一九八五参照。渡辺と同じ手法で世の森羅万象を「童貞」と「ヤリチン」にわけたのはみうらじゅんと伊集院光（二〇〇二）である。なお、包茎を肯定してゆるく生きることを推奨する渡辺も、雑誌の企画で痴漢をおこない、娯楽記事としてそれを発表する攻撃性を有していたことは銘記しておくべきである（『ドリブ』一九八二年七月、四三―四頁、牧野、二〇一九、一一〇―一頁）。

40――『スコラ』一九九三年九月二三日、一六〇―一頁、『フライデー』一九九二年一〇月三〇日、五四―五頁、『ポパイ』一九九五年八月一〇日、四六頁、『ホットドッグ・プレス』一九九九年一一月二五日、七五頁、『創』二〇〇二年九月、九〇―二頁、『週刊プレイボーイ』二〇〇六年四月一一日、八九頁、『スコラ』一九九四年九月二二日、一三九頁、『スコラ』一九九八年九月二四日、一七五頁。最近では漫才コンビ・霜降り明星の粗品が、みずからかんとん包茎であることを名乗り出ている。だが、彼は手術をしないことを宣言している点で新しい（霜降り明星、二〇二〇）。

41――『スコラ』一九九四年一〇月二七日、一四八―九頁、『読売新聞』朝刊、一九七四年四月二二日、一八面、同、一九八九年二月一八日、三〇面

42――『週刊プレイボーイ』一九七五年一〇月一四日、一三八頁

43――『ホットドッグ・プレス』一九八四年八月一〇日、五二頁

44――『ホットドッグ・プレス』一九八六年一月一〇日、三九頁

45――『ホットドッグ・プレス』一九九五年一二月二五日、五七頁

46――『ホットドッグ・プレス』一九八五年三月一〇日、一八八頁

47――ホットドッグ・プレス編、一九八七、一一三頁、『スコラ』一九八九年八月二四日、一三六頁

48――『スコラ』一九九四年三月二四日、一六一頁、『ホットドッグ・プレス』一九九九年一一月二五日、九六頁

49――『ホットドッグ・プレス』一九九七年八月二五日、四三頁、『スコラ』一九九八年二月二六日、一二八頁、『スコラ』一九九三年三月二五日、一三五頁

50――『スコラ』一九九七年八月二八日、一一八頁

51――『ホットドッグ・プレス』一九九〇年八月一〇日付録

52――『スコラ』一九九四年三月二四日、一五七、一六〇頁、同、一九九五年九月一四日、一四一、一四四頁

53――『週刊プレイボーイ』二〇〇七年六月一一日、八二頁

54――一九七〇年代生まれには懐かしい包茎矯正器具・ペニバンを考案した南城慶子は女性だが、カウンセラーであって医師ではない。また、『週刊大衆』一九八六年六月一六日号、一七四頁には早漏防止パンツを発明した実業家の女性が紹介されている。だが、彼女たちの矯正器具ビジネスは包茎手術ビジネスにくらべれば「小商い」の域を出ないだろう。また、こうした女性たちが数人いたことは、包茎ビジネスの中心が手術であり、手術を流行させ、

利益を得た大部分の人びとが男性医師であった事実を否定するものではない。

55——Castro-Vázquez, 2015: 36, 96

56——『ホットドッグ・プレス』一九九五年三月二五日、三七頁

57——『ホットドッグ・プレス』一九九六年八月二五日、五六頁

58——『スコラ』一九八八年八月二五日、六三頁

59——日本性教育協会編、二〇〇一、一九三頁、『スコラ』一九八八年八月二五日、六一頁

60——『スコラ』一九九一年九月二六日、一二五頁

61——『フラッシュ』一九九二年八月一一日、七七頁

62——『ホットドッグ・プレス』一九九三年二月二五日、八一頁。同様の企画に『ホットドッグ・プレス』一九九四年八月二五日、六二—三頁

63——『ホットドッグ・プレス』一九九四年一〇月一〇日、七〇頁

64——『ポパイ』一九八九年八月二日、一四七頁、『スコラ』一九八九年八月二四日、一三八頁

65——Castro-Vázquez, 2015: 119。そもそも、これらの情報を知ることは「女らしさ」に反するとの意識も確認された（p. 96）。「包茎手術や性器について知っている日本人女性なんていないと思いますよ」という発言が聞かれ、家庭における性教育で包茎手術や男性器について話すことはあるかという問いに「え?」と意外そうに驚くインタビュイーの姿が描写されている（pp. 98-9）。これが平均的な女性たちの反応であり、彼女たちが包茎にかんする正確な知識を持っているとは思えない。だからといって男性たちが正確な知識を持っていたわけでもないことは、「ハンサムなインテリ青年も、すべて心得ているような紳士でさえも、性体験や女性のことを語らせると「ワイ談」程度しか知らないのにあきれかえります」という高橋の指摘から推察される（高橋、一九六〇、一九〇頁）。

66——上野、二〇一〇、二三頁

67——『スコラ』一九九四年九月二二日、一四二頁、同、一九九七年二月二七日、一三五頁、同、一九九八年九月二四日、一三〇頁、同、一九九三年三月二五日、一三九頁、『平凡パンチ』一九八七年七月二三日、三四—五頁、『ポパイ』一九八七年一〇月二一日、一〇九頁

68——足立、一八九九、四三四頁

69——『ＳＰＡ！』一九九六年一一月二〇日、六六頁

70――『スコラ』一九九六年二月二二日、一三一頁
71――『スコラ』一九九五年三月九日、一六二頁
72――『スコラ』一九九五年九月一四日、一四三頁
73――『スコラ』一九九五年三月九日、一六二―三頁
74――『スコラ』一九九六年二月二二日、一三〇頁、同、一九九五年九月一四日号、一四三頁、同、一九九四年九月二二日、一三八頁
75――Mulvey, 1975
76――『週刊文春』一九六八年一月二九日号、九六頁
77――『平凡パンチ』一九八四年五月一四日、一四二頁
78――『平凡パンチ』一九七一年二月八日、九九頁、『スコラ』一九九六年二月二二日、一三二頁
79――『ホットドッグ・プレス』一九九一年八月二五日、七八頁
80――『スコラ』一九九七年八月二八日、一二一頁
81――『スコラ』一九九八年二月二六日、一二七頁
82――股間を査定しあう視線が錯綜するストレスフルな男子風呂であるが、二〇〇〇年代になると「他人のモノを見られる銭湯はよかった」と過去を美化する言説が登場する。思春期の男子の肉体の変化へのとまどいは、従来であれば銭湯などで大人の男性の体と比較することで解消されたという主旨のことを教育学者が語っている（『毎日新聞』朝刊、二〇〇三年九月一八日、一六面）。悩みが解消されるどころか深まった側面は忘れ去られている。
83――たとえば『ホットドッグ・プレス』一九九九年一〇月一〇日、一一二頁に掲載の上野クリニックの広告など。
84――『ポパイ』一九九一年四月一七日、六三頁
85――『スコラ』一九九八年二月二六日、一二六頁、同、一九九一年九月二六日、一二八頁、同、一九八八年七月一四日、一七一頁
86――『スコラ』一九八七年一二月一〇日、一六二―三頁
87――レーザーメスについては、出血が少ないというメリットがある一方、仕上がりが汚いことが複数の記事によって指摘されている。『GORO』一九八五年一月一〇日、一七二頁、『週刊新潮』一九九〇年一二月二七日、三七頁ほか

88――『スコラ』一九九一年九月二六日、一三〇頁、『ホットドッグ・プレス』一九八六年八月一〇日、六七頁
89――『週刊プレイボーイ』一九九二年九月一五日、一八〇頁
90――『ポパイ』一九八八年七月六日、一七七頁。ナース・シーナは、次のような興味ぶかい体験談も述べている。「私は『ポパイ』が過去にセックス特集を組んだとき、何度か仮性包茎、真性包茎について関係各方々から講義をうけましたが、そのたびに構造や詳細を忘れてしまうのです。だって重要なことに思えないんですもの。勃起するたびに痛くてしょうがないなら病院にいくしかないし、衛生の問題なら清潔にすればいいじゃない。なんで悩むのかわかりません」。包茎問題が、痛みの問題でも衛生の問題でもない、捏造された「疑似問題」であることを鋭く見抜いた発言である。
91――『週刊プレイボーイ』一九九〇年九月四日、五〇頁。記事で西山は、アフリカの一部民族について「ぼくの見た人は、袋を伸ばして先を包んで、縄で縛ってたよ」と発言している。「袋」のくわしい説明はないが、文脈に照らして「包皮」を意味していると判断し、そのうえで本文に反映した。なお、包皮をのばして先端をひもでくくり、亀頭を保護することは、日本の漁師もしていたという。ふんどしですら邪魔で、彼らは全裸で漁をしていた。房総あたりの漁師たちの話として、野方が一九六九年に書いている(野方、一九六九、五一頁)。
92――『週刊プレイボーイ』一九九七年五月一三日、二一二―三頁
93――『週刊プレイボーイ』一九八一年三月一〇日、一七〇頁、『スコラ』一九九四年三月二四日、一五九頁、『アサヒ芸能』二〇〇八年一〇月三〇日、四一頁
94――『ホットドッグ・プレス』一九八七年九月一〇日、一二頁。なお、一九九二年一二月一〇日の同誌一五頁では、北方は病院へ行くことをすすめている。相談者の症状が真性か仮性かわかりかねるものだったからであって、むやみにすすめているわけではない。
95――『ホットドッグ・プレス』一九八九年六月二五日、二三三頁、同、一九九一年八月二五日、七八頁、同、一九九三年八月二五日、五七頁、同、一九八九年六月二五日、二一九頁
96――『平凡パンチ』一九八四年五月一四日、一四一頁、『ホットドッグ・プレス』一九九一年八月二五日、七八頁、同、一九八九年六月二五日、二三一頁、同、一九九三年二月二五日、八一頁
97――『平凡パンチ』一九八五年四月二九日、一〇九、一一一頁
98――『週刊プレイボーイ』一九九〇年九月四日、四七、五〇頁

99――『スコラ』一九九一年七月二五日、一三六、一三七頁
100――神長、一九九九、四―五、七頁
101――『スコラ』一九八八年八月二五日、六一頁
102――『スコラ』一九九〇年三月八日、一三九頁
103――『スコラ』一九九一年九月二六日、一二六頁
104――『スコラ』一九九二年九月一〇日、一三〇頁
105――『SPA!』一九九六年三月二〇日、一六七頁
106――『ポパイ』一九九六年六月二五日、四一頁
107――石川、二〇〇五、一一八―一二一頁

第4章

1――『週刊現代』一九八一年三月二六日、一八一―三頁。本章で参照した文献一覧は http://shibutomo.site/hklist 参照
2――『週刊宝石』一九八一年一一月一四日、一七一―四頁
3――『平凡パンチ』一九七四年六月二四日、五五頁
4――野方、一九六九、一七八頁
5――野方、一九八六、第3章
6――『宝石』一九八七年六月、三一七頁
7――『宝石』一九八七年九月、一九〇頁
8――『アサヒ芸能』一九八七年七月二三日、七二頁
9――『週刊新潮』一九九〇年五月三一日、二七頁。大宅壮一文庫のデータベースで確認できる岡和彦が載った最後の記事は『アサヒ芸能』一九九一年三月二一日号のものである。岡を含む往年のセックスドクター七名が「復活宣言」する内容だったが、この記事以降、岡が「復活」した痕跡を見つけることはできない。
10――もともとインタビューが掲載されていたのはサイト「e男前.com」であるが、二〇二〇年一〇月現在、同サイトは消失している。サイト「脱・包茎メンズLABO」にインタビューが転載されているので、そちらで確認

ができる。なお、筆者は元サイトのページを閲覧・印刷しており、インタビューが転載先サイトによる捏造ではないことを確認している。ちなみに、一九九二年にも岡和彦の脱税が明るみになっている。五億円以上を脱税し、妻およびクリニックの事務長とともに、所得税法違反で起訴された（『読売新聞』夕刊、一九九二年二月一〇日、一八面、同朝刊、三月一日、三一面）。同時期に起きた岡の死去との関連は不明である。九〇年と〇三年には高須の、〇五年には上野クリニックの脱税が報道されている（『読売新聞』朝刊、一九九〇年一二月二七日、二三面、同、二〇〇三年三月七日、三九面、『週刊文春』二〇〇五年一月二七日、一五三頁）。美容整形医と脱税は切っても切れない関係にあるようだ。「新聞ザタにならない美容外科医の脱税は、それこそ腐るほどある」という税理士の証言がある（大朏、一九九一、一二二頁）。

11――『アサヒ芸能』一九八七年二月五日、一三三頁、同、三月五日、一四五頁、『宝石』一九八七年二月、二一六頁、同、三月、三一七頁、『アサヒ芸能』一九九五年九月二八日、一二六頁、同、一九九六年四月一一日、一五四頁

12――『アサヒ芸能』一九八六年八月二一日、一二九頁、同、一九九〇年三月二九日、一四四頁

13――『アサヒ芸能』一九九六年四月一一日、一五四頁、同、一九八七年七月二三日、七二頁、同、一九八七年三月二六日、一一九頁、同、一九九〇年一月一一日、八八頁

14――『アサヒ芸能』一九九五年一〇月一二日、一七四頁、同、一九八七年八月二〇日、一四四頁

15――『SPA!』二〇一二年五月一・八日合併、一三三頁、『週刊大衆』臨時増刊、二〇〇八年三月二九日、一五三頁、『新潮75』新潮45別冊、二〇一三年一一月九日、二一一頁、『FRIDAY』臨時増刊、二〇〇八年一月五日、一一〇頁

16――『AERA』一九九四年四月一一日、六四頁

17――『アサヒ芸能』一九九三年九月九日、一一四頁、一九八八年二月二五日、七〇頁

18――『アサヒ芸能』一九八七年四月九日、一二五頁

19――『アサヒ芸能』一九八七年四月九日、一二五頁、『週刊宝石』一九八七年六月一二日、一四〇頁、『週刊大衆』一九八八年三月二一日、一一五頁、『アサヒ芸能』一九八七年三月二六日、一一七頁

20――『アサヒ芸能』一九八七年七月一六日、七八頁、『宝石』一九八七年五月、三一七頁、『アサヒ芸能』一九八七年七月二三日、七一頁、同、一九九五年二月二日、一一〇頁

21――『アサヒ芸能』一九八七年八月一三日、一二〇頁
22――『宝石』一九八七年二月、二一六頁、『アサヒ芸能』一九八七年八月一三日、一二〇頁、同、一九八六年八月二一日、一二八頁ほか
23――『週刊サンケイ』一九八六年四月一七日、一二一頁
24――『アサヒ芸能』一九八八年二月二五日、七一頁
25――『アサヒ芸能』一九八九年四月二七日、一二三頁
26――『週刊大衆』二〇一五年八月一〇日、五四頁
27――『週刊ポスト』一九八八年一〇月一四日、八九頁、『週刊ポスト』一九八八年二月一九日、八五頁、『アサヒ芸能』一九八七年四月九日、一二六頁ほか
28――『ヤングレディ』一九七六年二月二九日、一四四頁
29――『アサヒ芸能』一九八七年八月六日、七八頁
30――『宝石』一九九一年四月、二五五頁
31――『週刊サンケイ』一九八六年四月一七日、一二二頁
32――『アサヒ芸能』一九八七年八月二〇日、一四四頁
33――『週刊サンケイ』一九八六年四月一七日、一二一頁、『週刊実話』二〇一〇年一二月一六日、四九頁、『サンデー毎日』二〇一六年二月一四日、一三八頁
34――若い恋人ができるのに備えて手術を、という「明るい未来」を感じさせる記事もないではない。たとえば、『週刊大衆』臨時増刊、二〇〇八年三月二九日、一五三頁、『週刊大衆』二〇一五年八月一〇日、五五頁など。しかし多くはない。
35――野方、一九六九、一七一―三頁
36――『アサヒ芸能』一九八七年八月六日、七七―八頁
37――『アサヒ芸能』一九九〇年一月二五日、七八頁
38――『宝石』一九九〇年一〇月、三五一頁、『アサヒ芸能』一九九〇年三月八日、一二六頁、『スコラ』一九九二年三月二六日、一三五頁
39――『週刊宝石』一九八五年一〇月一一日、一四九頁、『アサヒ芸能』一九八六年一〇月九日、一七三頁、『週刊宝

石』一九八八年六月一〇日、一三二頁
40――『週刊大衆』臨時増刊、二〇〇八年三月二九日、一五三頁
41――『週刊現代』二〇一四年七月一二日、一六一頁
42――『スコラ』一九九二年九月一〇日、一二七頁
43――『アサヒ芸能』一九九五年一〇月一二日、一七四頁
44――『週刊現代』二〇〇六年一〇月二一日、九八頁、『FRIDAY』臨時増刊、二〇〇七年八月二〇日、一一四頁、『FRIDAY』臨時増刊、二〇〇八年一月五日、一一〇頁ほか
45――『週刊現代』二〇〇六年一〇月二一日、九八頁、『新潮75』新潮45別冊、二〇一三年一一月九日、二一〇頁、『サンデー毎日』二〇一六年二月一四日、一三八頁、『週刊大衆』二〇一五年八月一〇日、五五頁
46――『アサヒ芸能』二〇一三年一〇月一〇日、一五七頁、『週刊大衆』二〇一五年八月一〇日、五四頁、『新潮75』新潮45別冊、二〇一三年一一月九日、二〇九頁、『週刊現代』二〇一四年七月一二日、一六〇頁、『サンデー毎日』二〇一六年二月一四日、一三八―九頁、『AERA』二〇一八年一月一・八日、二七頁。以後はシニア手術の記事を見ない。早くもブームが去ったのかもしれない。
47――『FRIDAY』二〇〇八年一月五日、一一〇頁
48――『新潮75』新潮45別冊、二〇一三年一一月九日、二一〇頁、『サンデー毎日』二〇一六年二月一四日、一三八頁、『週刊現代』二〇一四年七月一二日、一六一頁、『AERA』二〇一八年一月一・八日、二七頁
49――『FRIDAY』臨時増刊、二〇〇七年八月二〇日、一一四頁、『週刊現代』二〇〇六年一〇月二一日、九八頁、『FRIDAY』臨時増刊、二〇〇八年一月五日、一一〇頁、『週刊大衆』二〇一五年八月一〇日、五五頁
50――ミルズ、一九七一
51――『新潮75』新潮45別冊、二〇一三年一一月九日、二一〇頁、『アサヒ芸能』二〇一三年一〇月一〇日、一六二頁
52――『週刊現代』二〇一四年七月一二日、一六〇頁
53――では男性介護者ならいいのかというと、そうではない。家族社会学者の山田昌弘の調査によれば、男性も女性も女性介護者を好む。その理由を、ケアにはやさしく体を触るという行為が含まれているから、と山田は推察する。男性はセックスの時にしかやさしく体を触るという習慣がないと思われているので、ケアの受け手に恥ずかしさを

生じさせてしまうのである（山田、二〇〇八、一四九頁）。この推察によれば、男性の要介護者にとって男性介護者によるケアは男性とのセックスを連想させることになる。よって、女性の介護者に包茎を見られるのが恥ずかしいなら男性の介護者に身をまかせればよい、とはおそらくならない。もちろん、第2節で述べたような年下の同性に包茎を見られることへの恐怖も、男性介護者を遠ざける一因になりうるだろう。
54――『週刊現代』二〇一四年七月一二日、一六一頁、『新潮75』新潮45別冊、二〇一三年一一月九日、一一〇頁
55――『週刊現代』二〇一四年七月一二日、一六一頁、『新潮75』新潮45別冊、二〇一三年一一月九日、一一〇頁、『サンデー毎日』二〇一六年二月一四日、一三八頁。ちなみに『サン毎』の文章には『新潮75』の文章に酷似している箇所がある。本文に引用した「とはいうものの」ではじまる文章のほか、『新潮75』に出てくる女性看護師のセリフとほぼ同じものが『サン毎』にも出ている。おそらく、『サン毎』が『新潮75』の記事を見ながら書いたと思われる。
56――『ホットドッグ・プレス』一九九三年八月二五日、五七頁
57――『週刊宝石』一九八七年六月一二日、一四〇頁、『アサヒ芸能』一九八七年七月一六日、七六頁
58――『アサヒ芸能』一九八八年二月二五日、七〇頁
59――『週刊大衆』一九八八年三月二一日、一一四頁、『アサヒ芸能』一九八七年四月九日、一二四頁、『週刊宝石』一九八七年六月一二日、一四〇頁、『アサヒ芸能』一九八七年七月二三日、七〇頁
60――『アサヒ芸能』一九八七年八月二〇日、一四二頁、同、一九八七年七月二三日、七〇、七一頁
61――『女性セブン』一九九九年三月四日、二一四―五頁

終章

1――飛波、二〇〇〇、一〇―一一、二二―四一頁
2――岩室、二〇〇〇、六六―八頁
3――山本、二〇〇〇、一一四、一三五―六頁
4――飛波、二〇〇〇、一〇頁、山本、二〇〇〇、一〇八頁
5――小谷内、二〇一八、一三七頁、『判例タイムズ』二〇〇四年一〇月一日、二五九、二七一、二七六頁。警察病院が確認したのは、男性の死亡直後のペニスでは、との疑問があるかもしれないが、直前である。彼は最初に自殺

しようとしたあと警察病院にはこばれ、一命をとりとめた。カルテの記載内容はその時のものである。数日後にふたたび自殺をはかり、亡くなってしまった（二六〇、二七三頁）。

6——『ホットドッグ・プレス』一九八五年七月二五日、六五頁

7——飛波、二〇〇〇、二二頁、『判例タイムズ』二〇〇四年一〇月一日、一七三頁

8——石川、二〇〇五、一一三、一一四、一三九頁

9——『AERA』一九九四年四月一一日、六四頁

10——『AERA』一九九六年二月二六日、五八—六〇頁

11——『DENiM』一九九四年七月、一〇八頁、同年八月、一〇八—九頁

12——『AERA』一九九六年二月二六日号の記事タイトル「医療界の無法地帯　包茎商法に騙されるな」より。

13——『サンデー毎日』一九九八年二月一五日、一四五—七頁、『毎日新聞』朝刊、一九九八年四月二〇日、東京地方版、二七面、『たしかな目』二〇〇七年九月、五二—三頁。そのほか、『週刊新潮』一九九九年六月一七日、一四四—五頁、二〇〇五年六月二日、四九—五〇頁、『サンデー毎日』二〇〇一年一二月二日、一一三頁、同年一二月一六日、一〇六頁、二〇〇三年八月三日、一〇七頁、『政界往来』二〇〇五年三月、五〇頁ほかでも同様の事例が報道されている。

14——東京都消費者被害救済委員会、二〇〇八、三一一〇、二一一四頁。同様の報告書に同委員会、二〇一二

15——『紙の爆弾』二〇一一年七月、六六—七頁

16——『SPA!』二〇一〇年二月二三日、一一六頁、『財界展望』一九八二年四月、二一七頁

17——https://twitter.com/katsuyatakasu/status/304393036325076992、二〇二〇年九月一八日アクセス

18——『週刊プレイボーイ』二〇〇七年六月一一日、八一—二頁

19——『スコラ』一九九三年九月二三日、一六〇—一頁、『ホットドッグ・プレス』一九九四年八月二五日、六二頁、『EX大衆』二〇〇六年九月、一五二頁。『週刊女性』一九九〇年一〇月二日、一七三頁ではコンビそろって手術を受けた報告をしている。

20——館、二〇一三

21——『週刊文春』二〇一三年一二月一九日、六八—九頁。なお、水道橋が包皮切除を否定する議論を目にするのは館の文章がはじめてではない。拙著『平成オトコ塾』の第5章もそうであり、これを読んだと思われる形跡がブロ

グ「博士の悪童日記」二〇一〇年四月三〇日のエントリに残されている。だが、この時点では包皮切除否定論に納得している様子は確認できない。拙著一六七頁でも、包皮を切除した男性のセックスが女性に苦痛を与えがちであることを指摘したレポートを紹介していたのだが。

22——『週刊プレイボーイ』二〇一六年八月一日、三八—四一頁

23——厚生労働省、二〇一八、二頁

24——『週刊プレイボーイ』二〇一九年一一月二五日、一三〇—一頁

25——須長、一九九九、一三七—四〇頁

26——須長、一九九九、一四三頁

27——平山、二〇一九、四七、四九頁

28——女性への敵愾心、女性嫌悪などをあおるサイトやネットコミュニティほかを総称してマノスフィア（男性Manと空間Sphereを合わせた造語）という。英語版ウィキペディアのManosphereの項にくわしい。

29——『週刊大衆』二〇一二年一月三〇日、五六—八頁には、包茎のサラリーマンをバカにした女性が、彼によってレイプされる話が「実話」として掲載されている。事実関係の真偽のほどとは別に、この記事について問われるべきは、「包茎をバカにした女が、レイプという手段で男によって復讐される」ストーリーがなぜ娯楽になりうるのか、である。それは、「女は包茎が嫌い」という信念にがんじがらめになっている読者に代償行為を通じてカタルシスをもたらすから、と筆者は推察する。この推察が正しければ、〈フィクションとしての女性の目〉は根深く、「女」にたいする復讐心も、表だって見えないだけでひじょうに根深い、ということになる。

30——藤岡、二〇〇六、一五頁、マン、二〇一九、二六三頁、Walters & Tumath, 2014, Jacoby, 2017

31——たとえば、フェミニストで弁護士の太田啓子がツイッターで性差別について発言すると、攻撃的なリプライが殺到する。事務所への電凸や怪文書を受けることもある（太田、二〇二〇、九六頁）。電凸とは「電話突撃」の略で、多くは匿名で攻撃的な電話をかけること（同書、一〇二頁）。在日コリアン女性へのネット上のヘイトスピーチについては、李・上瀧、二〇一八

32——上野、二〇一〇、六二—三頁。第3章の図3-2で紹介したイラストでは男性間の上下関係が女の有無によって決まっていた。女を所有しなければ一人前と認められない男性集団の掟は、ここにも見いだせる。

33——最近は、既婚男性が仕事も家事育児も要求される様を「男の生きづらさ」と呼ぶ向きもあるようだが、これと

ても、究極的には同性から認められないつらさに集約できるのではないか。仕事と家庭という「同性に認められるために獲得すべき二大アイテム」の維持に苦慮している事態と解釈できるからである。

34——岩崎、二〇〇四、六八頁、山口、二〇〇八、七三—四頁

35——このようにいうと、「男の生きづらさ」などとは無関係に女の人権擁護、地位向上は必要であるという意見が出されるかもしれない。筆者はこの意見に一〇〇%同意する。この意見を支持することと本文に記した社会を追求することとは背反するものではないと認識している。

36——石川、二〇〇五、一一四頁

37——石川、二〇〇五、一四七—八頁、viii頁。真性包茎でも剝きつづければ手術なしで仮性包茎になるとするものに岩室、二〇〇〇、七一頁、永尾、二〇〇二、一五頁。注意点もあるので、具体的なやり方は原典に当たられたい。

38——本庄、一九六二、一六八頁

39——国民生活センター、二〇一六、八頁

40——石川、二〇〇五、一一四、一一五、viii頁

41——岩室、二〇〇九

42——National Health Service, 2018, Health Direct, 2019, Wray et al., 2020

43——たとえば、橋本・池谷・田代編著、二〇一八、九—一〇頁

44——小児包茎をめぐる雑誌記事には、我が子の包茎についてのアドバイスを夫に求める妻と、知識がないためにそれができなかったり、尻ごみしたりする夫のエピソードが繰りかえし登場する。澁谷、二〇一七b、八四頁

45——男性身体が近代において第一義的に「生産する身体」として意味づけられた歴史的経緯については、澁谷、二〇一三、五一三—二二頁

46——二村・岡田・金田、二〇一五→二〇一七、七九、一七四頁、澁谷・金田、二〇一九、一六五頁

引用文献

日本語文献

青木信光、一九六九『性の美学　SEXUAL DESSIN』綜合図書
赤川学、一九九九『セクシュアリティの歴史社会学』勁草書房
阿勝信正、一九四六『性の科学』星出版社
赤松啓介、一九九一『非常民の性民俗』明石書店
秋山猛、一九三九『皮膚科泌尿器科諸疾患の正しき知識』日本医学社
秋山尚男、一九四七『結婚前後の性愛知識』性愛第五集、日本体性学会
秋山正美、一九六六『ひとりぼっちの性生活　孤独に生きる日々のために』第二書房
阿久津三郎、一九一九『通俗生殖器病治療養生法』新橋堂
朝岡稲太郎、一九三四『神経衰弱はこうすれば治る』東明堂書店
足立文太郎、一八九九「本邦人陰茎の包皮に就て」『東京人類学会雑誌』一六一号
荒木作次郎、一九四二「集団検査ニ於ケル包茎ト外尿道口ノ所見ニ就テ」『日本泌尿器科学会雑誌』三三巻四号
石川英二・川喜多睦司、二〇〇四「陰茎包皮の年齢変化」『泌尿器科紀要』五〇巻五号
――、二〇〇五『切ってはいけません！　日本人が知らない包茎の真実』新潮社
石館文雄・横井稔、一九三五「兵士の月例身体検査時に於ける二、三統計に就て」『日本医事新報』六六二号
磯田道史、二〇一五「蘭方医と性用語　「勃起」と「包茎」をめぐって」井上章一・三橋順子編『性欲の研究　東京のエロ地理編』平凡社
板倉清、一九五二「短小陰茎や包茎の矯正手術」『夫婦生活』一三巻一〇号
伊藤堅吉、一九四八『道志七里』山梨県南都留郡道志村道志七里刊行会
伊藤尚賢、一九一四『生殖器衛生顧問』朝野書店
井上靖、一九八一→一九八三「香妃随想　足立文太郎遺稿刊行に当って」『井上靖エッセイ全集』二巻、学習研究社所収

今村榮一、一九九四a「乳幼児の包茎と割礼の覚え書き」『小児保健研究』五三巻五号
――、一九九四b「乳幼児の包茎　統計的観察と対応」『小児科診療』五七巻一二号
岩崎直子、二〇〇四「男性の性被害とジェンダー」宮地尚子編著『トラウマとジェンダー　臨床からの声』金剛出版
岩室紳也、二〇〇〇「かぶれば包茎、むければOK!」飛波・岩室・山本、二〇〇〇所収
――、二〇〇二「包茎の社会的認識」『思春期学』二〇巻四号
――、二〇〇九「おちんちんの洗い方」紳也'sホームページ（二〇二〇年一〇月三一日アクセス、http://iwamuro.jp/archives/activity/123）
上野千鶴子、二〇一〇『女ぎらい　ニッポンのミソジニー』紀伊國屋書店
宇田川榛齋編・亜欧堂田善銅刻、一八〇八→一九七三『醫範提綱内象銅版図』日本医学文化保存会
内田孝蔵・内田準一、一九五五『美容整形』丸ビル整形外科出版部
内田準一、一九五五「美容整形の進歩」『現代女性生活講座』一巻、誠信書房
内田武男、一九五七「体験談　水平生活と褌」『奇譚クラブ』一九五七年九月
内田東明、一九三三「包茎に就て」『体性』二〇巻一〇号
梅沢文雄、一九五五『美容医学の常識と最新美容整形』第四版、十仁病院出版部
衛生新報編集局編、一九〇六『実用問答　生殖器篇』丸山舎書籍部
大越正秋、一九四八「包茎の手術」『手術』二巻一一号
太田啓子、二〇二〇『これからの男の子たちへ　「男らしさ」から自由になるためのレッスン』大月書店
大朏博善、一九九一『美容（外科）整形の内幕　手術の前にその実態を知るべきだ』医事薬業新報社
大野太衛、一九〇七『漏泄天機』佐藤確爾
大森清一、一九五五『美容整形　美は貴女の特権である』実業之日本社
大宅壮一・野方重任、一九六八「男だけの話〝人生は太く長く〟」『週刊文春』一〇巻四号
岡善次郎、一九〇三「包茎ノ統計」『千葉医学専門学校校友会雑誌』二六号
岡崎市郷土館編、二〇〇三『額田郡公会堂と物産陳列所　徴兵検査が公会堂でおこなわれた』
岡田甫編、一九五二『定本誹風末摘花』第一出版社
岡本重禮、一九八二「かんとん包茎」『臨床外科』三七巻五号

奥田正治・川瀬利光、一九三七「中部北海道兵員の包茎に就て」『日本医事新報』七八七号
落合恵美子、二〇〇四『21世紀家族へ』第三版、有斐閣
落合金光、一九七四「我が日本一の珍宝に誇りあり」『宝石』一九七四年五月
鬼塚卓弥・角谷徳芳、一九七九「AESTIC SURGERY の医学における位置づけ」『日本美容外科学会会報』一巻一号
大慈弥俊英・南条慶子・大川信吾・滝田昌俊・伊藤文学、一九七九「座談会　ホウケイ君よさようなら」『薔薇族』一九七九年一〇月号
香川修庵、一八〇七→一九八二『一本堂行余医言』巻之六上、大塚敬節・矢数道明責任編集『近世漢方医学書集成』六五巻、名著出版所収
角田茂、一九三七「日本人青年の陰茎の形態並に体格及び年齢との比較」『臨床の皮膚泌尿と其境域』二巻
カスペル、一九二九、本間俊訳『泌尿器科学』第三版、南江堂書店
加藤美侖、一九三六『男女衛生性の知識』泰光堂書店
金子栄寿、一九五一「仮性包茎か？　いつも早漏気味」『夫婦生活』一二巻六号
――、一九五四「仮性包茎はそのままで性生活に支障ないか?」『夫婦生活』一五巻一号
――、一九五五『男性インポテンツ』鳳鳴堂書店
――、一九六二「お弱い紳士がそのままで幸福になる5章」『100万人のよる』八巻三号
狩野謙吾、一九〇九『神経衰弱自療法』新橋堂
ガフ、キャサリン、一九六九、青木保訳「人類学と第三世界　人類学は何をしてきたか」『展望』一二九号
神長恒一、一九九九「だめ連宣言！」だめ連編著『だめ連宣言！』作品社
鴨田脩治、一九〇八『男女通俗秘密療法』日本薬学協会
川村猛・島田憲次・岩室紳也・津ケ谷正行・高橋剛、二〇〇三「座談会　小児包茎に対する処置と手術をめぐって」『臨床泌尿器科』五七巻九号
川村狂堂、一九三一a「割礼概説」『満蒙』一二年一三九冊
――、一九三一b「割礼概説（2）」『満蒙』一二年一四〇冊
――、一九三二「支那人の陰茎の包皮に就いて」『満蒙』一九三二年二月
ガーストル、アンドリュー・C、二〇一八、石上阿希訳「『女大楽宝開』解説」早川・ガーストル、二〇一八所収

北川正惇、一九四二『最新泌尿器科学』鳳鳴堂書店
木本至、一九七六『オナニーと日本人』インタナル出版
ギルマン、サンダー・L、一九九七『ユダヤ人の身体』青土社
日下正大勇、一九三五「包茎手術ノ実験並ニ包茎ニ関スル二三ノ観察」『日本泌尿器科学雑誌』二四巻八号
――、一九四〇『性禍に準ふる書』地久堂
グールド、スティーヴン・J、一九八九、鈴木善次・森脇靖子訳『人間の測りまちがい　差別の科学史』河出書房新社
渓斎英泉、一八一八『閨中紀聞 枕文庫』天
厚生労働省、二〇一八「医療広告ガイドラインに関するQ&A」（二〇二〇年九月三〇日アクセス、https://www.mhlw.go.jp/content/000371812.pdf）
国民生活センター、二〇一六『美容医療サービスにみる包茎手術の問題点』
巨勢逆、二〇一〇『ハラキリと男根開示　男とは何か？　男性性で読み解く日米の戦争と平和』彩流社
後藤純一、二〇一八「レポート　包茎ナイト」g-lad xx（二〇二〇年一一月一日アクセス、https://gladxx.jp/features/2018/scene/5392.html）
五味常明、一九九九『新版 お母さんのオチンチン育て』青樹社
小山いと子、一九五五『整形手術』鱒書房
小谷内栄吉、二〇一八『包茎手術はするな！』ライティング
笹岡作治、一九七三→二〇〇四「ああ、M検物語　娑婆との訣別の儀式」『薔薇族』三七五号
笹部三郎、一九四〇「受刑者の陰茎包皮に就て」『行刑衛生会雑誌』一五巻四号
佐野竜閑編、一九〇八『生殖器病治療新書　通俗詳解』以文堂
志賀亮、一九三九『泌尿器科学』第三版、金原商店
篠崎信男、一九七〇『性の危機　混乱と倒錯の中にある性への認識と警鐘』結婚生活社
柴田昇治、一九四〇「新案漏斗状包茎手術器ニ就テ」『皮膚科紀要』三五巻四号
澁谷知美、二〇〇九『平成オトコ塾　悩める男子のための全6章』筑摩書房
――、二〇一三『立身出世と下半身　男子学生の性的身体の管理の歴史』洛北出版

――、二〇一七a「戦前期日本の医学界で仮性包茎カテゴリーは使われていたか　一八九〇―一九四〇年代の実態調査の言説分析」『東京経済大学人文自然科学論集』一四〇号

――、二〇一七b「母たちの包茎戦争　あるいは一九八〇―二〇一〇年代の小児包茎言説は何を語っていないのか」『東京経済大学人文自然科学論集』一四一号

――・金田淳子、二〇一九「討議　新たなる男性身体の〈開発〉のために」『現代思想』四七巻二号

霜鳥喜逸・岬波太郎、一九四八『完全なる性愛』コスモス文化社

霜降り明星、二〇二〇「【童貞】粗品カントン包茎について「絶対@@しません」【霜降り明星】」しもふりチューブ（二〇二〇年一二月一日アクセス、https://youtu.be/gJy8DVVQypo）

謝国権、一九六七『続　性生活の知恵』池田書店

主婦之友社編集局編、一九三一『手軽に治せる家庭療法全集』主婦之友社

熱児弾（ジョルダン）、一八七七、片山平三郎訳『続 造化秘事 全』山中市兵衛ほか

水道橋博士、二〇一〇「4月30日　金曜日」博士の悪童日記（二〇二〇年九月三〇日アクセス、http://blog.livedoor.jp/s_hakase/archives/51067500.html）

杉田玄白、一七七四→一九九八、酒井シヅ現代語訳『解体新書』新装版、講談社

杉本清治、一九三七『性的神経衰弱の根治法　別名・自瀆の害及び生殖機能障害の根治療法』中央之医界社

杉山亀之助、一九三二「陰茎包皮ノ翻転度ト性情トノ関係ニ就テ」『軍医団雑誌』二二五号

鈴木滋、一九五五「半包茎なのですが、どんな注意が必要でしょうか?」『夫婦生活』一六巻五号

ストープス、マリー、一九三〇→一九五三、平井潔訳『夫婦の情熱』理論社

――、一九三〇、馬島僩・井沢三樹訳『不滅の結婚愛』アルス

――、一九三三、藤井健二訳『性教育　その理論と実際』家庭研究会

須長史生、一九九九『ハゲを生きる　外見と男らしさの社会学』勁草書房

須野敏夫、一九三四「壮丁ノ腋毛陰毛及包茎ノ小観察」『軍医団雑誌』二五九号

相馬広吉編、一九〇八『衛生男女宝典』敬文館

高野長英、一八三二→一九七八『西説醫原樞要』高野長英全集刊行会編『医書』高野長英全集、一巻

高橋明・市川篤二、一九四二『泌尿器科学教科書』南江堂

高橋鐵、一九四九「性器の異常についての苦悶と解決」『私たち生涯の性の百科事典』自由国民（家庭版）、二三号
――編著、一九五二『人性記　日本インテリゲンチャ一千名の懺悔録』一巻、あまとりあ社
――、一九五三『あるす・あまとりあ　性交態位62型の分析・性愛雰囲気86法の分析　秘蔵版』あまとりあ社
――、一九六〇『図鑑結婚教室　人性トゥルー・ラブ図説』有光書房
――評釈・伏見冲敬校註、一九五四『色道禁秘抄』あまとりあ社
高山保、一九四二「包茎とその手術、一新手術法」『外科』六巻二号
武波恒太、一九四三「陰茎の寸度及亀頭の形に就て」『臨床の皮膚泌尿と其境域』八巻
竹内虎勇、一九四七『新性典　結婚醫学』New Life社
竹村文祥、一九五五『あな・かしこ　医学漫筆』鱒書房
――、一九五六「男性の器官　そのコムプレックスを解決する」『男性教室』一号
田代義徳、一八九六「包茎ニ因スル諸病殊ニ癌腫ニ就テ」『医事新聞』四八五号
舘淳一、二〇一三「包皮をめぐる誤解　男のそれは本当に「無用の長物」か」『マグナカルタ』二号
脱・包茎メンズＬＡＢＯ、出版年不明「新宿形成外科の包茎手術の評判はどうなの？　２ｃｈなどの悪い口コミは真実⁉　真実を全てをお伝えします。」（二〇二〇年一〇月三一日アクセス、http://gezafrid.com/houkei-clinic/shinjuku-keiseigeka-hyoban）
寺田文次郎ほか、一九五五『男女強精の医学』鱒書房
陶熾・徐大哉、一九三六「正常中国人ニ於ケル陰茎包皮ニ関スル調査」『上海自然科学研究所彙報』六巻別冊四
東京都消費者被害救済委員会、二〇〇八『高額な包茎手術の契約に係る紛争案件報告書』（二〇二〇年九月三〇日アクセス、https://www.shouhiseikatu.metro.tokyo.jp/sodan/kyusai/documents/h_hokoku36.pdf）
――、二〇一二『乙クリニックとの高額な包茎手術の契約に係る紛争案件報告書』（二〇二〇年九月三〇日アクセス、https://www.shouhiseikatu.metro.tokyo.jp/sodan/kyusai/documents/h_hokoku48.pdf）
独宋踙、一八二七、幾僕悪謨訳・日野蘊香重訳『黴毒一掃論』
時田俊一・大山浩吉・板倉義男・片桐真理、一九五三「国際愛情交換　外人女性百人切り」『千一夜』六巻一〇号
外村繁、一九六〇→一九六二「澪標」『昭和文学全集』九巻、角川書店
富澤春淇編訳、一八七九『造化繁殖演義図説』上、北川堂・芳潤堂

中生勝美、二〇一六『近代日本の人類学史　帝国と植民地の記憶』風響社
永尾光一、二〇〇二『男の子の体と性の悩み　正常から病気まで』少年写真新聞社
中島榮太郎、一九三三ａ「陰茎ノ形態ニ関スル二、三ノ研究」『日本医科大学雑誌』四巻八号
――、一九三三ｂ「陰茎ノ形態ニ関スル二、三ノ研究（承前）」『日本医科大学雑誌』四巻九号
永田正夫、一九五三「包茎で短小、四六時中苦になり、人前に出るといつも顔が赤くなる」『夫婦生活』一四巻四号
中野操、一九三六「昔の包茎の手術」『臨床の皮膚泌尿と其境域』一巻
長浜繁、一九三五『性的悪習と神経衰弱の新療法』実業之日本社
――、一九三八「男子の部」長浜繁・石崎仲三郎『男女性典』大洋社
中村薫・村井勝、一九九七「嵌頓包茎」『救急医学』二一巻二号
中村古峡、一九四七「青年と性的神経衰弱（四）」『黎明』一三巻一一号
中山太郎、一九三〇『日本若者史』春陽堂
西島実、一九五九『初夜の性の作法』北辰堂
仁保康三、一九二〇『医者いらず　男女生殖器障害痳病消かち』栄文堂
日本性教育協会編、二〇〇一『「若者の性」白書　第5回青少年の性行動全国調査報告』小学館
二村ヒトシ・金田淳子・岡田育、二〇一五→二〇一七『オトコのカラダはキモチいい』角川書店
野方重任、一九六八「快感を創造する第三の医学」『小説宝石』一九六八年四月号
――、一九六九『男性15分間改造法』光和堂
――、一九七四『男性改造法秘伝』光和堂
――、一九八六『男性改造法奥伝』光和堂
野口武徳、一九七四「伝統的社会の「性」」石川弘義・野口武徳『性』弘文堂
野村鄂、一八一八『華岡氏治術図識』
橋本紀子・池谷壽夫・田代美代子編著、二〇一八『教科書にみる世界の性教育』かもがわ出版
服部正、一九六四「肉体的羞恥心と人権　「身体検査制度」問題」『思想の科学』第五次二四号
花柳隠士、一九二五『男女生殖器図解全書』己羊社書院
羽生田進、一九七八「美容外科新設に関する疑義にお答えして」『日本医事新報』二八四〇号

濱野千三、一九三七「越前夜話」『臨床の皮膚泌尿と其境域』二巻
早川聞多・アンドリュー・ガーストル、二〇一八、月岡雪鼎『女大楽宝開』日文研所蔵近世艶本資料集成、六、国際日本文化研究センター
林熊男、一九五〇「美容整形術の現状と批判」『科学知識』三〇巻一号
飛波玄馬、二〇〇〇「包茎手術で失ったもの」飛波・岩室・山本、二〇〇〇所収
飛波玄馬・岩室紳也・山本直英、二〇〇〇『まちがいだらけの包茎知識』青弓社
平島今朝義、一九二〇「日本人ノ陰茎ト包皮トノ関係ニ就テ」『北越医学会雑誌』三五年三号
平田学会編、一九一五『平田篤胤翁講演集号外』平田学会
平山亮、二〇一九「男性性による抑圧」と「男性性からの解放」で終わらない男性性研究へ」『女性学』二七巻
福岡武男、一九四九「性の診療室　包茎は手術すべきか?」『夫婦生活』一巻二号
福富太郎編、一九九六『伊藤晴雨　自画自伝』新潮社
福持貞雄、一九三三『両性性器診断式強健法』清光館書房
藤井寿詮編訳、一八七八『通俗造化機病論』錦森堂
藤岡淳子、二〇〇六『性暴力の理解と治療教育』誠信書房
藤田竜、一九七二「HOMO相談室　高校生からの性器の質問」『薔薇族』一九七二年三月
藤巻快教、一九四二「陰茎の大きさと其膨張率に就て」『満洲医学雑誌』三二巻臨時増刊
藤本勇、一九一三『通俗生殖器病療法』文洋社
船石康雄、一九二八『性病の予防と根治療法』光栄社
フート、エドワルド、一八七九、千葉繁訳述『造化機論三篇』稲田佐兵衛
古崎通貞、一九三七『若返心身改造法』改訂版、古崎通貞
保坂修司、二〇〇七「アラビアの日本人　日本のムジャーヒディーン」『中東協力センターニュース』二〇〇七年一二月・二〇〇八年一月合併
ホットドッグ・プレス編、一九八七『ぼくたちのSEX STYLEBOOK』東都書房
ホリツク、一八九七、守矢親国訳『生殖器新書　全』博文館
本庄道太郎、一九四九a「健康相談」『健康生活』二巻八号

――、一九四九b「健康相談」『健康生活』二巻九号
――、一九六〇「世界が脱帽する性器物語（3）」『日本医事新報』一九一一号
――、一九六二『劣等感征服の記録』近代医学社
――、一九六三「裏から覗いた美容整形注射薬（下）」『日本医事新報』二〇五二号
本間晴、一九二八『性の知識　附・性病自宅療法』学而書房
本間玄調、一八四七『瘍科秘録』巻二、玉巌堂
――、一八五九『続　瘍科秘録』巻二、和泉屋金右衛門
前川直哉、二〇二〇「「草食系男子」は、どうすればジェンダー平等への一歩を踏み出せるか」現代ビジネス、二〇二〇年一月一六日（二〇二〇年一二月一日アクセス、https://gendai.ismedia.jp/articles/-/69801）
牧野雅子、二〇一九『痴漢とはなにか　被害と冤罪をめぐる社会学』エトセトラブックス
馬島僩、一九四六『幸福なる夫婦』新風社
松沢呉一、一九九六→二〇〇〇『魔羅の肖像』新潮社
松本寛、一九四八『幸福なる結婚』東京書房
松本正夫、一九四七『幸福なる結婚生活』新珠書房
マン、ケイト、二〇一九、小川芳範訳『ひれふせ、女たち　ミソジニーの論理』慶應義塾大学出版会
みうらじゅん・伊集院光、二〇〇二『D．T．』メディアファクトリー
水野武男、一九八二「後ろを向いて四つんばいになれ」『薔薇族』増刊号、一九八二年夏
皆見省吾、一九四三『皮膚科・泌尿器科診療の実際』南山堂
宮内憲一、一九四一「包茎と年齢」『治療医学』四八五号
宮武外骨、一九二三『川柳語彙』半狂堂
ミルズ、ライト、一九七一、I．L．ホロビッツ編、青井和夫・本間康平監訳『権力・政治・民衆』みすず書房
村木秀夫、一九六二「あなた！性器整形はちよつと待て」『１００万人のよる』七巻八号
村松勲、一九五九『青年と性の問題』鶴書房
村松稔、一九九四「近代日本における人口妊娠中絶」IUSSP・IRCJSワークショップ報告、落合、二〇〇四に掲載
村山實・高木斌、一九三八「満洲国官吏ノ包茎及ビ尿道淋罹患率ニ就テ」『満鮮之医界』二〇七号

森岡八郎、一九五一「包茎は性生活にどんな支障を来すか」『夫婦世界』創刊号
森下真郷、一九三二『神経衰弱・性的障碍治療新書』健文堂
安田一郎、一九六六『日本人の性行動　男性と女性の性科学白書』講談社
安田徳太郎、一九五〇『性科学の基礎知識』世界評論社
矢田耕造、一九〇七「日本人ノ先天性包茎ニ就テ」『医事新聞』七三三号
柳川健吉、一九五八「旦那さまの主治医　短小ノイローゼ」『夫婦生活』一九五八年五月
柳谷紀一、一九四一「新郷に於ける井出反応、血型、包莖に就て」『同仁会医学雑誌』一五巻一〇号
矢野・梶塚、一九二六「第二師管陸軍軍医分団仙台支部記事」中島、一九二三aに掲載
山口季音、二〇〇八「男性間ハラスメントのジェンダー学的考察」『九州教育学会研究紀要』三六巻
山田司郎、一九三五『性道』工人荘書房
山田昌弘、二〇〇八「ケアとジェンダー」江原由美子・山田昌弘編著『ジェンダーの社会学　入門』岩波書店
山本直英、二〇〇〇「君の性器の主人公は君だ　ペニスにも自己決定権を」飛波・岩室・山本、二〇〇〇所収
山脇東洋、一七五九→一九七九『蔵志』大塚敬節・矢数道明責任編集『近世漢方医学書集成』一三巻、名著出版所収
横井春野、一九三四『国策産児調節と性常識』日東書院
吉岡郁夫・武藤浩、一九八三『性の人類学　形質人類学の空白領域』共立出版
裸夢坊、一九六九「明日知れぬ青春」『風俗奇譚』一四五号
李信恵・上瀧浩子、二〇一八『#黙らない女たち　インターネット上のヘイトスピーチ・複合差別と裁判で闘う』かもがわ出版
レイナー、J&J、一九五九、石川弘義訳『結婚入門』光文社
――、一九六七、奈良林祥訳『性生活の冒険　続結婚入門』荒地出版社
列篤于（レタウ）、一八七八、三宅虎太訳述『通俗男女自衛論』巻一、三宅虎太
和田尚橋、一九〇三「包茎ノ統計」『千葉医学専門学校校友会雑誌』二六号
渡辺和博、一九八五『ホーケー文明のあけぼの』朝日出版社
渡邊道義、一九三〇「亀頭露出学童の統計的観察」『体性』一五巻六号
g-lad xx、二〇一二「GWの二丁目イベント・レポート（1）　包茎ナイト／ブスっ娘ナイト」g-lad xx（二〇二〇年一

二月一日アクセス、https://gladxx.jp/features/2012/scene/2306.html）
ＴＭ、一九二〇「包茎及び包皮炎の療法」『性』一巻七号

英語文献

Caron, Christina, 2018, "Bill Banning Circumcision in Iceland Alarms Religious Groups," The New York Times, (Retrieved February 28, 2018, https://www.nytimes.com/2018/02/28/world/europe/circumcision-ban-iceland.html)

Castro-Vázquez, Genaro, 2015, *Male Circumcision in Japan*, London: Palgrave Macmillan

Cox, Guy & Brian J. Morris, 2012, "Why Circumcision: From Prehistory to the Twenty- First Century," David A. Bolnick, Martin Koyle & Assaf Yosha eds., *Surgical Guide to Circumcision*, London: Springer

Goldman, Ronald, 1997, *Circumcision: The Hidden Trauma*, Boston: Vanguard Publications

Greenberg, Zoe, 2017, "When Jewish Parents Decide Not to Circumcise," The New York Times, (Retrieved July 25, 2017, https://www.nytimes.com/2017/07/25/well/family/cutting-out-the-bris.html)

Health Direct, 2019, "Penis Care," Health Direct, (Retrieved October, 2019, https://www.healthdirect.gov.au/penis-care)

Jacoby, Jocelyn, 2017, "Sexual Violence is a Hate Crime" National Organization for Women, (Retrieved May 9, 2017, https://now.org/blog/sexual-violence-is-a-hate-crime/)

Kesvani, Hussein, 2018, "The First Generation of Jewish and Muslim Men Conflicted about Having Their Sons Circumcised," MEL Magazine, (Retrieved March 3, 2018, https://medium.com/mel-magazine/the-first-generation-of-jewish-and-muslim-men-conflicted-about-having-their-sons-circumcised-9aa8cac9544f)

Kurzius, Rachel, 2015, "Deep Cuts: Anti-Circumcision Activists Protest Pediatricians," DCist, (Retrieved October 26, 2015, https://dcist.com/story/15/10/26/deep-cuts-circumcision-activists-pr/)

Messerschmidt, James & Michael Messner, 2018, "Hegemonic, Nonhegemonic, and 'New' Masculinities," James W. Messerschmidt, Patricia Yancey Martin, Michael A. Messner & Raewyn Connell eds., *Gender Reckonings: New Social Theory and Research*, New York: NYU Press

Morris, Brian J., Stephen Moreton & John N. Krieger, 2019, "Critical Evaluation of Arguments Opposing Male Circumcision: A Systematic Review," *Journal of Evidence-Based Medicine*, 12(4)

Mulvey, Laura, 1975, "Visual Pleasure and Narrative Cinema," *Screen*, 16(3)

National Health Service, 2018, "How to Keep a Penis Clean," NHS, (Retrieved April 6, 2018, https://www.nhs.uk/live-well/sexual-health/how-to-keep-a-penis-clean/)

Øster, Jakob, 1968, "Further Fate of the Foreskin: Incidence of Preputial Adhesions, Phimosis, and Smegma among Danish Schoolboys," *Archives of Disease in Childhood*, 43(228)

Owings, Maria, & Sonja Williams, 2015, "Trends in Circumcision for Male Newborns in U.S. Hospitals: 1979–2010," Centers for Disease Control and Prevention, (Retrieved November 6, 2015, https://www.cdc.gov/nchs/data/hestat/circumcisions/circumcisions.htm)

Pang, M. G. & Kim D. S., 2002, "Extraordinarily high rates of male circumcision in South Korea: history and underlying causes," *BJU International*, 89 (1)

Preston, Noel, 1970, "Whither the Foreskin?: A Consideration of Routine Neonatal Circumcision," *Journal of the American Medical Association*, 213(11)

Sorokan, S. Todd, Jane C. Finlay, Ann L. Jefferies, Canadian Paediatric Society, Fetus and Newborn Committee, Infectious Diseases and Immunization Committee, 2015, "Newborn male circumcision," *Paediatrics & Child Health*, 20(6)

Svoboda, J. Steven, Peter W. Adler and Robert S. Van Howe, 2016, "Circumcision Is Unethical and Unlawful," *The Journal of Law, Medicine & Ethics*, 44(2)

Thornton, Mireille, 2016, "Male Circumcision: The Issue That Ended My Marriage," The Guardian, (Retrieved July 24, 2016, https://www.theguardian.com/society/2016/jul/24/male-circumcision-the-issue-that-ended-my-marriage)

Walters, Mark Austin & Jessica Tumath, 2014, "Gender 'Hostility', Rape, and the Hate Crime Paradigm," *The Modern Law Review*, 77 (4)

Wray, Anton A., James Velasquez & Shailesh Khetarpal, 2020, "Balanitis," NCBI Bookshelf, (Retrieved July 10, 2020, https://www.ncbi.nlm.nih.gov/books/NBK537143/)

Yamagishi, Takuya, Hirohisa Imai, Hiroyuki Nakao, Yuichiro Yahata, Norio Iizuka, Yasuhiko Onoye, Udagawa Koichi, Hiroshi Misaki & Ohyama Takaaki, 2012, "Inter-rater Reliability of Self-Reported Response on Foreskin Status in Questionnaire among Japanese Adult Men," *Sexually Transmitted Infections*, 88 (7)

澁谷知美 しぶや・ともみ

一九七二年、大阪市生まれ。東京大学大学院教育学研究科で教育社会学を専攻。現在、東京経済大学全学共通教育センター准教授。博士（教育学・東京大学）。ジェンダー及び男性のセクシュアリティの歴史を研究している。著書に『日本の童貞』（文春新書→河出文庫）、『平成オトコ塾——悩める男子のための全6章』（筑摩書房）、『立身出世と下半身——男子学生の性的身体の管理の歴史』（洛北出版）など。

筑摩選書 0205

日本の包茎　男の体の200年史

二〇二一年二月一五日　初版第一刷発行

著　者　澁谷知美

発行者　喜入冬子

発行所　株式会社筑摩書房
東京都台東区蔵前二-五-三　郵便番号 一一一-八七五五
電話番号　〇三-五六八七-二六〇一（代表）

装幀者　神田昇和

印刷 製本　中央精版印刷株式会社

ISBN978-4-480-01723-9 C0336

筑摩選書
0127

分断社会を終わらせる
「だれもが受益者」という財政戦略

井手英策　古市将人
宮崎雅人

所得・世代・性別・地域間の対立が激化し、分断化が進む現代日本。なぜか？　どうすればいいのか？「救済」から「必要」へと政治理念の変革を訴える希望の書。

筑摩選書
0128

貨幣の条件
タカラガイの文明史

上田信

あるモノが貨幣たりうる条件とは何なのか。それを考えるのに恰好の対象がある。タカラガイだ。時と場を経巡りながらその文明史的意味を追究した渾身の一冊。

筑摩選書
0129

中華帝国のジレンマ
礼的思想と法的秩序

冨谷至

中国人はなぜ無法で無礼に見えるのか。彼らにとって法や礼儀とは何なのか。古代から近代にいたる過程で中華思想が抱えた葛藤を読み解き、中国人の心性の謎に迫る。

筑摩選書
0130

これからのマルクス経済学入門

松尾匡
橋本貴彦

マルクスは資本主義経済をどう捉えていたのか？　マルクス経済学の基礎的概念を検討し、「投下労働価値」がその可能性の中心にあることを明確にした画期的な書！

筑摩選書
0131

「文藝春秋」の戦争
戦前期リベラリズムの帰趨

鈴木貞美

なぜ菊池寛がつくった『文藝春秋』は大東亜戦争を牽引したのか。小林秀雄らリベラリストの思想変遷を辿り、どんな思いで戦争推進に加担したのかを内在的に問う。

筑摩選書 0152

陸軍中野学校

「秘密工作員」養成機関の実像

山本武利

日本初のインテリジェンス専門機関を記した公文書が新たに発見された。謀略研究の第一人者が当時の秘密戦工作の全貌に迫り史的意義を検証する、研究書決定版。

筑摩選書 0153

貧困の戦後史

貧困の「かたち」はどう変わったのか

岩田正美

敗戦直後の戦災孤児や浮浪者、経済成長下のスラムや寄せ場、消費社会の中のホームレスやシングルマザーなど、貧困の「かたち」の変容を浮かび上がらせた労作！

筑摩選書 0154

1968〔1〕文化

四方田犬彦 編著

1968～72年の5年間、映画、演劇、音楽、写真、舞踏、流行、図像、雑誌の領域で生じていた現象を前景化し、歴史的記憶として差し出す。写真資料満載。

筑摩選書 0155

1968〔2〕文学

四方田犬彦／福間健二 編

三島由紀夫、鈴木いづみ、土方巽、澁澤龍彥……。文化の〈異端者〉たちが遺した詩、小説、評論などを収録。反時代的な思想と美学を深く味わうアンソロジー。

筑摩選書 0156

1968〔3〕漫画

四方田犬彦／中条省平 編

実験的であること、前衛的であること、アンダーグラウンドであること。それが漫画の基準だった——。第3巻では、時代の〈異端者〉たちが遺した漫画群を収録。

筑摩選書 0157

童謡の百年

なぜ「心のふるさと」になったのか

井手口彰典

心にしみる曲と歌詞。兎を追った山、小川の岸のすみれやれんげ。まぶたに浮かぶ日本の原風景。童謡誕生百年。そのイメージはどう変化し、受容されてきたのか。

筑摩選書 0158

雇用は契約

雰囲気に負けない働き方

玄田有史

会社任せでOKという時代は終わった。自分の身を守るには、「雇用は契約」という原点を踏まえる必要がある。悔いなき職業人生を送る上でもヒントに満ちた一冊！

筑摩選書 0159

流出した日本美術の至宝

なぜ国宝級の作品が海を渡ったのか

中野 明

明治維新の混乱のなか起きた日本美術の海外への大量流出。外国人蒐集家と日本人の間で起きた美術品を巡る知られざるドラマを明らかにし、美術流出の是非を問う。

筑摩選書 0160

教養主義のリハビリテーション

大澤 聡

知の下方修正と歴史感覚の希薄化が進む今、教養のバージョンアップには何が必要か。気鋭の批評家が鷲田清一、竹内洋、吉見俊哉の諸氏と、来るべき教養を探る！

筑摩選書 0161

終わらない「失われた20年」

嗤う日本の「ナショナリズム」・その後

北田暁大

ネトウヨ的世界観・政治が猛威をふるう現代日本。アイロニーに嵌り込む左派知識人。隘路を突破するには何が必要か？ リベラル再起動のための視角を提示する！

筑摩選書 0132

イスラームの論理

中田 考

神や預言者とは何か。スンナ派とシーア派はどこが違うか。ハラール認証、偶像崇拝の否定、カリフ制、原理主義……。イスラームの第一人者が、深奥を解説する。

筑摩選書 0133

憲法9条とわれらが日本
未来世代へ手渡す

大澤真幸 編著

憲法九条を徹底して考え、戦後日本を鋭く問う。社会学者の編著者が、強靭な思索者たる井上達夫、加藤典洋、中島岳志の諸氏とともに、「これから」を提言する！

筑摩選書 0134

戦略的思考の虚妄
なぜ従属国家から抜け出せないのか

東谷 暁

戦略論がいくら売れようと、戦略的思考は身につかず、政府の外交力も向上していない。その理由を示し、戦略論の基本を説く。真の実力を養うための必読の書！

筑摩選書 0135

ドキュメント 北方領土問題の内幕
クレムリン・東京・ワシントン

若宮啓文

外交は武器なき戦いである。米ソの暗闘と国内での権力闘争を背景に、日本の国連加盟と抑留者の帰国を実現した日ソ交渉の全貌を、新資料を駆使して描く。

筑摩選書 0136

独仏「原発」二つの選択

篠田航一
宮川裕章

福島の原発事故以降、世界の原発政策は揺れている。激しい対立と軋轢、直面するジレンマ。国民の選択が極端に分かれたEUの隣国、ドイツとフランスの最新ルポ。

筑摩選書
0137

〈業〉とは何か
行為と道徳の仏教思想史

平岡聡

仏教における「業思想」は、倫理思想であり行為の哲学でもある。初期仏教から大乗仏教まで、様々に変遷してきたこの思想の歴史と論理をスリリングに読み解く！

筑摩選書
0138

ローティ
連帯と自己超克の思想

冨田恭彦

プラグマティズムの最重要な哲学者リチャード・ローティ。彼の思想を哲学史の中で明快に一から読み解き、後半生の政治的発言にまで繋げて見せる決定版。

筑摩選書
0139

宣教師ザビエルと被差別民

沖浦和光

ザビエルの日本およびアジア各地での布教活動の跡をたどりながら、キリシタン渡来が被差別民にもたらしたものが何だったのかを解明する。

筑摩選書
0140

ソ連という実験
国家が管理する民主主義は可能か

松戸清裕

一党制でありながら、政権は民意を無視して政治を行うことはできなかった。国民との対話や社会との協働を模索しながらも失敗を繰り返したソ連の姿を描く。

筑摩選書
0141

「働く青年」と教養の戦後史
「人生雑誌」と読者のゆくえ

福間良明

経済的な理由で進学を断念し、仕事に就いた若者たち。知的世界への憧れと反発。孤独な彼ら彼女らを支え、結びつけた昭和の「人生雑誌」。その盛衰を描き出す！

筑摩選書 0142

徹底検証　日本の右傾化

塚田穂高 編著

日本会議、ヘイトスピーチ、改憲、草の根保守、「慰安婦報道」……。現代日本の「右傾化」を、ジャーナリストから研究者まで第一級の著者が多角的に検証!

筑摩選書 0143

アナキスト民俗学
尊皇の官僚・柳田国男

絓 秀実
木藤亮太

国民的知識人、柳田国男。その思想の底流にはクロポトキンのアナーキズムが流れ込んでいた! 尊皇の官僚にして民俗学の創始者・柳田国男の思想を徹底検証する!

筑摩選書 0144

アガサ・クリスティーの大英帝国
名作ミステリと「観光」の時代

東 秀紀

「ミステリの女王」アガサ・クリスティーはまた「観光の女王」でもあった。その生涯を「ミステリ」と「観光」を軸に追いながら大英帝国の二十世紀を描き出す。

筑摩選書 0145

楽しい縮小社会
「小さな日本」でいいじゃないか

森 まゆみ
松久 寛

少子化、先進国のマイナス成長、大変だ、タイヘンだ……? 持たない生活を実践してきた作家と、技術開発にしのぎを削ってきた研究者の意外な意見の一致とは!

筑摩選書 0146

帝国軍人の弁明
エリート軍人の自伝・回想録を読む

保阪正康

昭和陸軍の軍人たちは何を考え、どう行動し、それを後世にどう書き残したか。当事者自身の筆による自伝・回想・証言を、多面的に検証しながら読み解く試み。

筑摩選書
0182

〈現実〉とは何か
数学・哲学から始まる世界像の転換

西郷甲矢人
田口茂

数学（圏論）と哲学（現象学）の対話から〈現実〉の核心が明らかにされる！　実体的な現実観を脱し、自由そのものである思考へ。学問の変革を促す画期的試論。

筑摩選書
0183

三越　誕生！
帝国のデパートと近代化の夢

和田博文

1904年、呉服店からデパートへ転身した三越は近代日本を映し出す鏡でもあった。生活を変え、流行を発信する文化装置としての三越草創期を図版と共にたどる。

筑摩選書
0184

明治史研究の最前線

小林和幸　編著

政治史、外交史、経済史、思想史、宗教史など、多様な分野の先端研究者31名の力を結集し明治史研究の最先端を解説。近代史に関心のある全ての人必携の研究案内。

筑摩選書
0185

アジールと国家
中世日本の政治と宗教

伊藤正敏

世俗の権力の及ばない避難所、聖なる別天地としてのアジールとは、一体どのようなものだったのか。歴史の中で果たしてきた役割を中世日本を舞台として跡付ける。

筑摩選書
0186

皇国日本とアメリカ大権
日本人の精神を何が縛っているのか？

橋爪大三郎

昭和の総動員体制になぜ人々は巻き込まれたのか。戦後のアメリカ大権を国民が直視しないのはなぜか。戦前の聖典『国体の本義』解読から、日本人の無意識を問う。

筑摩選書
0147

日本語と道徳

本心・正直・誠実・智恵はいつ生まれたか

西田知己

かつて「正直者」は善人ではなかった⁉「誠実」な人もいなければ、「本心」を隠す人もいなかった⁉ 日本語の変遷を通して、日本的道徳観の本質を探る。

筑摩選書
0148

新・風景論

哲学的考察

清水真木

なぜ「美しい風景」にスマホのレンズを向けるのか？ 風景を眺めるとは何をすることなのか？ 西洋精神史をたどり、本当の意味における風景の経験をひらく。

筑摩選書
0149

文明としての徳川日本

一六〇三―一八五三年

芳賀徹

「徳川の平和」はどのような文化的達成を成し遂げたのか。琳派から本草学、蕪村、芭蕉を経て白石や玄白、源内、崋山まで、比較文化史の第一人者が縦横に物語る。

筑摩選書
0150

憲法と世論

戦後日本人は憲法とどう向き合ってきたのか

境家史郎

憲法に対し日本人は、いかなる態度を取ってきただろうか。世論調査を徹底分析することで通説を覆し、憲法観の変遷を鮮明に浮かび上がらせた、比類なき労作！

筑摩選書
0151

神と革命

ロシア革命の知られざる真実

下斗米伸夫

ロシア革命が成就する上で、異端の宗派が大きな役割を果たしていた！ 無神論を国是とするソ連時代の封印を解き、革命のダイナミズムを初めて明らかにする。

筑摩選書 0095

境界の現象学
始原の海から流体の存在論へ

河野哲也

境界とは何を隔て、われわれに何を強いるのか。皮膚・家・国家――幾層もの境界を徹底的に問い直し、3・11後の世界の新しいつながり方を提示する、哲学の挑戦。

筑摩選書 0098

日本の思想とは何か
現存の倫理学

佐藤正英

日本に伝承されてきた言葉に根差した理知により、今・ここに現存している己れのよりよい究極の生のための地平を拓く。該博な知に裏打ちされた、著者渾身の論考。

筑摩選書 0102

ノイマン・ゲーデル・チューリング

高橋昌一郎

20世紀最高の知性と呼ばれた天才たち。同時代を生きた三人はいかに関わり、何を成し遂げ、今日の世界に何を遺したか。彼ら自身の言葉からその思想の本質に迫る。

筑摩選書 0104

映画とは何か
フランス映画思想史

三浦哲哉

映画を見て感動するわれわれのまなざしとは何なのか。本書はフランス映画における〈自動性の美学〉にその答えを求める。映画の力を再発見させる画期的思想史。

筑摩選書 0106

現象学という思考
〈自明なもの〉の知へ

田口茂

日常における〈自明なもの〉を精査し、我々の経験の構造を浮き彫りにする営為――現象学。その尽きせぬ魅力と射程を粘り強い思考とともに伝える新しい入門書。

筑摩選書 0023

天皇陵古墳への招待

森 浩一

いまだ発掘が許されない天皇陵古墳。本書では、天皇陵古墳をめぐる考古学の歩みを振り返りつつ、古墳の地理的位置・形状、文献資料を駆使し総合的に考察する。

筑摩選書 0025

芭蕉 最後の一句
生命の流れに還る

魚住孝至

清滝や波に散り込む青松葉――この辞世の句に、どのような思いが籠められているのか。不易流行から軽みへ、境涯深まる最晩年に焦点を当て、芭蕉の実像を追う。

筑摩選書 0031

日本の伏流
時評に歴史と文化を刻む

伊東光晴

通貨危機、政権交代、大震災・原発事故を経ても、日本は変わらない。現在の閉塞状況は、いつ、いかにして始まったのか。変動著しい時代の深層を経済学の泰斗が斬る!

筑摩選書 0034

反原発の思想史
冷戦からフクシマへ

絓 秀実

中ソ論争から「68年」やエコロジー、サブカルチャーを経てフクシマへ。複雑に交差する反核運動や「原子力の平和利用」などの論点から、3・11が顕在化させた現代史を描く。

筑摩選書 0035

生老病死の図像学
仏教説話画を読む

加須屋誠

仏教の教理を絵で伝える説話画をイコノロジーの手法で読み解くと、中世日本人の死生観が浮かび上がる。生活史・民俗史をも視野に入れた日本美術史の画期的論考。

筑摩選書 0038

救いとは何か

森岡正博
山折哲雄

この時代の生と死について、救いについて、人間の幸福について、信仰をもつ宗教学者と、宗教をもたない哲学者が鋭く言葉を交わした、比類なき思考の記録。